Klinische
Arzneimittelprüfung
– medizinische und
rechtliche Grundlagen

Herausgegeben von
Hellmuth Kleinsorge, Mainz
Carl Steichele, Heidelberg
Axel Sander, Frankfurt am Main

Klinische Arzneimittelprüfung – medizinische und rechtliche Grundlagen

Herausgegeben von
Hellmuth Kleinsorge, Mainz
Carl Steichele, Heidelberg
Axel Sander, Frankfurt am Main

unter Mitarbeit von
H. Hasskarl, Ludwigshafen

mit Beiträgen von
U. Fogel, Darmstadt
W. Fresenius, Mainz
E. Gladtke, Köln
A. Granitza, Berlin
R. Gugler, Bonn
J. Hasford, München
H. Hasskarl, Ludwigshafen
L. Horbach, Erlangen-Nürnberg
H. Kleinsorge, Mainz
A. Sander, Frankfurt am Main
B. Schnieders, Berlin
H. K. Selbmann, Tübingen

Verlag W. Kohlhammer
Stuttgart Berlin Köln Mainz

CIP-Kurztitelaufnahme der Deutschen Bibliothek

Klinische Arzneimittelprüfung – medizinische und rechtliche Grundlagen /
hrsg. von Hellmuth Kleinsorge . . .
Unter Mitarbeit von H. Hasskarl. Mit Beitr. von U. Fogel . . .
– Stuttgart ; Berlin ; Köln ; Mainz : Kohlhammer 1987.

ISBN 3-17-009538-2

NE: Kleinsorge, Hellmuth [Hrsg.]; Fogel, Ulrich [Mitverf.]

Inhaltsverzeichnis

III. Anhang

6

Anschriften der Herausgeber und Autoren

Professor Dr. Hellmuth Kleinsorge, Universität Heidelberg, Wiss. Berater der Paul-Martini-Stiftung Mainz, Bilhildisstraße 2, 6500 Mainz

Dr. med. Carl Steichele †, ICI-Pharma, Postfach 103109, 6900 Heidelberg

Dr. Axel Sander, Bundesverband der Pharmazeutischen Industrie e. V., Karlstraße 21, 6000 Frankfurt am Main 1

Ulrich Fogel, Firma E. Merck, Postfach 41, 19, 6100 Darmstadt

Ministerialrat Dr. Werner Fresenius, Ministerium für Soziales, Gesundheit und Umwelt des Landes Rheinland-Pfalz, Bauhofstr. 4, 6500 Mainz

Professor Dr. Erich Gladtke, Direktor der Universitäts-Kinder-Klinik Köln, Joseph-Stelzmann-Straße 9, 5000 Köln 41

Dr. jur. Axel Granitza, Schering AG, Postfach 650311, 1000 Berlin 65

Professor Dr. med. Roland Gugler, Medizinische Universitätsklinik, Sigmund-Freud-Str. 25, 5300 Bonn 1

Dr. Jörg Hasford, Biometrisches Zentrum für Therapiestudien GmbH, Pettenkoferstr. 35, 8000 München 2

Dr. Horst Hasskarl, Firma Knoll AG, Knollstraße 50, 6700 Ludwigshafen

Professor Dr. med. Lothar Horbach, Institut für medizinische Statistik und Dokumentation der Universität Erlangen-Nürnberg, Schloßplatz 4, 8520 Erlangen

Professor Dr. Hans Konrad Selbmann, Institut für Medizinische Biometrie Tübingen, Wilhelmstraße 5, 7800 Tübingen

Professor Dr. med. Bernhard Schnieders, ehemaliger Leiter des Bundesgesundheitsamts, Institut für Arzneimittel, Seestraße 10, 1000 Berlin 65

I Einführung

Diese Schrift enthält eine Sammlung von Beiträgen, in denen Fragen der klinischen Prüfung von Arzneimitteln aus medizinischer und juristischer Sicht behandelt werden. Klinische Prüfungen sind als Voraussetzung für die Zulassung von Arzneimitteln aus neuen Stoffen – unabhängig von der selbstverständlich zu fordernden Bioverfügbarkeits-Untersuchung – oder mit neuen Indikationen gesetzlich vorgeschrieben.

Klinische Prüfungen sind durch Tierversuche vorzubereiten. Trotz mancher Zweifel hinsichtlich der Übertragbarkeit von Erkenntnissen aus Tierversuchen auf Menschen und der weitgehenden Nutzung von Prüfungen an schmerzfreier Materie (u. a. Zellkulturen) wäre es unvertretbar, erste Fragen der Toxizität eines Stoffes am Menschen zu prüfen (Koltermann „Ethische Grundsätze zu Tierversuchen").

Klinische Prüfungen sind für den Wirksamkeitsnachweis, für die Nutzen-/Risiko-Bewertung, die Festlegung von Indikationen, Dosierungen und Applikationsformen unerläßlich. Bei wichtigen Arzneimitteln sollte aber dadurch die Zulassung nicht unnötig verzögert werden. Das Arzneimittelgesetz enthält deshalb die Vorschrift, daß Arzneimitteln mit einem großen therapeutischen Wert die Zulassung mit der Auflage der Zulassungsbehörde erteilt werden kann, weitere (notwendige) klinische Prüfungen innerhalb bestimmter Fristen nachzuholen.

Aber auch ohne derartige Auflagen endet die Produktbeobachtungspflicht der Arzneimittelhersteller nicht nach der Erteilung der Zulassung. Eine verantwortungsvolle Erfüllung der Berichtspflicht pharmazeutischer Unternehmer über die Erfahrungen mit verschreibungspflichtigen Arzneimitteln zwei Jahre nach deren Erstzulassung und über die Erfahrungen mit jedem Arzneimittel fünf Jahre nach der Zulassung oder Zulassungsverlängerung legt häufig die Durchführung klini-

scher Prüfungen der Phase IV nahe. Der hier häufig verwendete Begriff „Feldversuch" kennzeichnet die gezielte Beobachtung eines in der breiten Anwendung befindlichen Arzneimittels, im Rahmen einer klinischen Prüfung der Phase IV. Für die generelle Produktbeobachtungspflicht des Herstellers wird üblicherweise der Begriff „Postmarketing surveillance" verwendet.

Wie bei Tierversuchen sollte auch hinsichtlich klinischer Prüfungen das Bewußtsein gestärkt werden, unnötige Versuche zu vermeiden. Das gilt sowohl für die Zulassungsbehörden, die nicht selten bei Arzneimitteln aus bekannten Stoffen eine „Bestätigung" bereits vorhandenen Wissens über Wirksamkeit und Unbedenklichkeit verlangen, als auch für pharmazeutische Unternehmer und Prüfärzte. Letztere können durch sorgfältige Anlage (Prüfplan), Durchführung und statistische Auswertung klinischer Prüfungen dazu beitragen, die Belange der Probanden und deren Zahl zu senken. Die Beherrschung der medizinischen und juristischen Anforderungen an ordnungsgemäße und aussagekräftige klinische Prüfungen, insbesondere auch an die Sachverständigengutachten nach § 24 AMG ist daher unerläßlich.

Die folgenden Beiträge sollen – teilweise durch Beispiele ergänzt – einen Überblick über die Zusammenhänge geben und als Einstieg in ein vertiefendes Studium dienen. Im Anhang sind einschlägige Vorschriften und Muster zusammengestellt. Leider verstarb unser geschätzter Mitherausgeber, Carl Steichele, während der Herstellungsarbeiten zu diesem Buch im Februar 1987. Wir danken ihm und werden sein Andenken unter Würdigung seiner engagierten Mitarbeit in Ehren halten.

Mainz, Frankfurt 1987

Hellmuth Kleinsorge
Axel Sander

Auf folgende Literatur wird verwiesen:

Bethge, Hartmut, Hrsg. von Hans J. Jesdinsky „Arzneimittel-prüfrichtlinien Klinische Prüfung", Stuttgart, New York, Schattauer, 1983

Blumenbach, L. et al., Hrsg. von Fülgraff und Kewitz „Arznei-mittelprüfung durch den niedergelassenen Arzt", Stuttgart, New York, Fischer , 1979

Bock und Hofmann, Hrsg. von K. D. Bock, „Arzneimittelprü-fung am Menschen", Verlag: Friedrich Vieweg & Sohn, Braunschweig, Wiesbaden

Deutsch, Erwin, „Multizentrische Studien in der Medizin – Rechtsgestalt und Zugang zu den Daten", NJW 1984, Heft 46, S. 2611

Fanchamps, Albert, „Die Arzneimittelprüfung am Menschen – Begründung, Voraussetzungen, Methoden, Probleme" Ba-sel, Ciba-Geigy, Roche und Sandoz, 1984

Gregoleit, Hellwich, Vanderbeke, Cromme „Arzneimittelprü-fung am Menschen – Klinische Prüfung" Frankfurt am Main, Hoechst AG

Gladtke, E., „Ärztliche Probleme bei der Prüfung von Arznei-mitteln mit besonderer Berücksichtigung pädiatrischer Aspekte", Pharm. Ind. 46, Nr. 12, 1984

Hasskarl, H., Kleinsorge, H., „Arzneimittelprüfung – Arznei-mittelrecht", 2. Aufl. 1979, Verlag: G. Fischer, Stuttgart

Kleinsorge, H., Hirsch, G., Weißauer, W. Hrsg., Forschung am Menschen, Springer Verlag, Heidelberg, Berlin, New York, Tokio, 1985

Koltermann, „Ethische Grundsätze zu Tierversuchen" (nicht veröffentlicht)

Ledermann, Glocke, „Grundzüge klinischer Arzneimittelprü-fung und medizinischer Statistik", Feuchtwangen, Richard, Pflaum Verlag KG, 1984

Schimikowski, Peter, „Experiment am Menschen – Zur strafrechtlichen Problematik des Humanexperiments", Stuttgart, Enke, 1980

Staak, Michael und Weiser, Alfons, „Klinische Prüfungen von Arzneimitteln – Methodik und Rechtsgrundlagen", Stuttgart, Enke, 1978

II Beiträge

Medizinische Grundlagen
der klinischen Prüfung

von *R. Gugler*

Einleitung

Die klinische Prüfung von Arzneimitteln ist in neuerer Zeit in zum Teil sehr emotionalen Stellungnahmen vielfach angegriffen worden. Dabei geht die Kritik in zwei völlig entgegengesetzte Richtungen: einerseits wird behauptet, die Wirksamkeit eines Medikamentes sei häufig nicht im kontrollierten klinischen Versuch beweisbar, und man müsse Medikamente auch ohne diese Prüfung akzeptieren, da zahlreiche Einzelbeobachtungen eine erfolgreiche Therapie ebenfalls belegen könnten. Andererseits wird die klinische Prüfung als ethisch zweifelhaft angesehen, da man den Patienten unter Umständen eine wirksame Therapie vorenthalte. Dem ist jedoch entgegenzuhalten: Die größte Gefahr für den Patienten liegt in der Behandlung mit einem wirkungslosen Medikament. Ein wirkungsloses Medikament wiegt ihn in einer falschen Sicherheit, führt zu einer oft verhängnisvollen Verzögerung der adäquaten Therapie und verursacht außerdem sinnlose Kosten.

Der Gesetzgeber verlangt den Nachweis der Wirksamkeit und der Unbedenklichkeit eines Medikamentes. Die positive Beantwortung beider Punkte liefert aber noch keinen Beweis für die Nützlichkeit eines Präparates. Erst aus dem Verhältnis aus Wirkung und Risiko einer Therapie läßt sich die Nützlichkeit beurteilen, und diese Entscheidung kann der Gesetzgeber zumindest für den Einzelfall nicht treffen. Wenn das Präparat statistisch gesehen wirksam ist, können auch in Einzelfällen die Nebenwirkungen so groß sein, daß der Nutzen der Therapie nicht gegeben ist.

Im folgenden soll versucht werden, die einzelnen mit einer Arzneimittelprüfung zusammenhängenden Punkte näher zu erläutern.

A. Probleme der Arzneimittelprüfung

1. Verlauf der Krankheit

Ein Erkältungsinfekt verschwindet, Durchfälle bei akuter Enteritis bilden sich zurück, das Ulcus duodeni heilt spontan ab. Somit haben viele Erkrankungen einen spontanen Ablauf (Spontanheilung), der von der Anwendung eines Medikamentes völlig unabhängig ist. Man kann deshalb die Wirkung einer speziellen Behandlung bei solchen Krankheiten im Einzelfall überhaupt nicht beurteilen. Der Arzt ist bei diesen Krankheiten geneigt, die beobachtete Heilung beim Patienten dem von ihm eingesetzten Medikament zuzuschreiben, obgleich die Erkrankung auch ohne Therapie geheilt sein würde [5]. Hier muß zur Wertung einer Therapie eine Kontrolle vorhanden sein, und da man wegen der vielen Variablen einen einzigen therapierten Patienten nicht mit einem anderen nichttherapierten vergleichen kann, muß man eine Behandlungsgruppe mit einer Kontrollgruppe vergleichen.

Ein Beispiel für dieses Phänomen ist die akute Enteritis. Ein neues Antidiarrhoikum wird zur Prüfung angeboten; es soll an einer bestimmten Zahl von Patienten mit plötzlichem Durchfall die Zeit bis zur Normalisierung des Stuhlverhaltens unter der neuen Substanz ermittelt werden. Aber eine Durchfallsbeseitigung nach drei Tagen ist wahrscheinlich ohne Bedeutung, da eine akute Enteritis ohnehin nach drei bis vier Tagen sistiert. In solchen Fällen muß gegen eine Kontrollgruppe geprüft werden, ganz abgesehen von der Frage, ob bei einer Erkrankung mit einem solch günstigen Spontanverlauf eine spezielle Therapie überhaupt sinnvoll ist.

2. Eindeutig definierte Erkrankung, einwandfreie Diagnostik

Die Wirksamkeit eines Medikamentes läßt sich nur beurteilen, wenn alle untersuchten Patienten mit Sicherheit die gleiche Erkrankung haben [1; 4]. Eine chronisch-persistierende Hepatitis und eine chronisch-aggressive Hepatitis können klinisch und bei Laboruntersuchungen ein identisches Bild bieten; dennoch handelt es sich in Pathophysiologie und Prognose um zwei völlig verschiedene Erkrankungen, die man nie in einer gemeinsamen Therapiestudie angehen kann. Allerdings be-

durfte es erst der verfeinerten diagnostischen Möglichkeiten aus Histopathologie und Immunologie, um diese Unterscheidung möglich zu machen. Ohne die Weiterentwicklung der Diagnostik wäre es nicht möglich, hier eine sinnvolle Studie durchzuführen.

3. Subjektivität des Patienten

Die Wirkung eines Medikamentes hängt nicht nur von der verabreichten Substanzmenge und den pharmakologischen Eigenschaften des Stoffes ab, sondern weitgehend auch von der Einstellung des Patienten selbst. Die suggestive Kraft, mit der der Arzt die Güte eines Medikamentes beschreibt, die Bereitschaft des Patienten zur Mitarbeit und besondere Persönlichkeitsmerkmale des Patienten können ganz entscheidend den Erfolg einer Therapie beeinflussen. Schon die Tatsache einer Medikamenteneinnahme als solche führt zu einer Veränderung des Beschwerdebildes beim Patienten.

4. Subjektivität des Arztes

Es entspricht einem menschlichen Verhalten, daß der Arzt von einem neuen Medikament eine bestimmte Meinung hat, nach der es eher wirksam oder eher unwirksam ist. So hat z. B. ein Klinikchefarzt die Verordnung eines Ulcustherapeutikums verboten, nachdem er innerhalb eines kurzen Zeitraums bei drei Patienten Blutungen unter der Therapie gesehen hatte. Er hat dabei folgende Argumente nicht bedacht:
1. Ulcera können trotz Therapie immer wieder einmal bluten;
2. solche Blutungen sind in kontrollierten Studien mit diesem Medikament nicht beobachtet worden.
Solche Einzelerfahrungen dürfen also zumindest nicht alleinbestimmend sein für unser Handeln. Dennoch gibt es immer wieder Einwände gegen das Prinzip der kontrollierten Studie. Viele Ärzte können wegen ihres traditionsgemäß autoritativen Denkens nur schwer einsehen, daß sie ihrem eigenen Urteil nicht völlig vertrauen können, sondern sich den Schlußfolgerungen irgendeines ihnen unbekannten Beobachters unterwerfen müssen [5].

Tabelle 1: Probleme der Arzneimittelprüfung

1. Spontanverlauf der Krankheit
2. Nicht eindeutige Diagnose
3. Subjektivität des Patienten
4. Subjektivität des Arztes

B. Phasen der klinischen Prüfung

Die Prüfung eines Arzneimittels wird in vier Phasen eingeteilt, wovon drei vor der Zulassung durchlaufen werden müssen. Sie alle sind so anzulegen, daß das Risiko möglichst klein und genau kontrollierbar ist. Die Planung innerhalb der einzelnen Phasen erfolgt so, daß mit einer möglichst geringen Zahl von Probanden eine möglichst große Menge an Information erhalten werden kann.

1. Phase I

Die erste Anwendung am Menschen wird als Phase I bezeichnet; sie erfolgt an einer sehr kleinen Zahl von 10–20 Probanden, in aller Regel gesunden Versuchspersonen. In dieser Phase werden in sehr engmaschigen Abständen alle denkbaren physiologischen Funktionen genau erfaßt, dokumentiert und kontrolliert. Mehrere Ziele werden in der Phase I angestrebt: 1. Verträglichkeit der Substanz. Hierzu wird das Präparat in Einzeldosen stufenweise gesteigert, wobei mit einer niedrigen Dosis begonnen wird, die lediglich $1/20$–$1/10$ der im Tierexperiment wirksamen Menge beträgt. Die Wirkung der niedrigsten Dosis wird abgewartet, bevor – meist an einem 2. Probanden – die nächst höhere Dosis getestet wird. Für die frühzeitige Erkennung unerwünschter Nebenwirkungen haben sich vor allem klinisch-chemische Laboruntersuchungen als nützlich erwiesen. Daneben werden zahlreiche Tests zur Kreislauf- und Nierenfunktion etc. durchgeführt. Da die eigentliche pharmakologische Wirkung der Substanz oft nur bei Patienten mit der entsprechenden Erkrankung feststellbar ist (z. B. Hochdruck, Ulcus duodeni), kann in dieser ersten Phase zur Wirkung des Stoffes meist wenig ausgesagt werden. Die Prüfungen der Phase I sind immer offen, nicht doppelblind. 2. Das zweite

Ziel in der Phase I sind Kenntnisse der Pharmakokinetik am Menschen. Das setzt jedoch voraus, daß die analytischen Methoden zur Messung der Substanz und der wesentlichen Metabolite bereits am Tiermodell erarbeitet worden sind. Erkenntnisse zur Resorption, Verteilung, Halbwertzeit und Clearance sind wesentlich zur Beurteilung der Brauchbarkeit eines Arzneimittels.

Aus der Phase I ergibt sich als eine wichtige Aufgabe die Findung der Dosis für die weitere Erprobung und die Festlegung der Dosierungsintervalle. Die Phase I der Arzneimittelprüfung ist in jedem Falle nur von erfahrenen klinischen Pharmakologen vorzunehmen und sollte in der Regel stationär im Krankenhaus oder an speziellen Instituten erfolgen.

Tabelle 2: Phase I der klinischen Prüfung von Medikamenten.

Ziel:	Verträglichkeit
	Pharmakokinetik
	Dosis (erste Hinweise)
	Dosisintervall
Zahl:	10–20
Kollektiv:	Gesunde Probanden
Prüfer:	Klinischer Pharmakologe
Ort:	Krankenhaus/Klinisch-Pharmakol. Institut

2. Phase II

Hat sich die Substanz in der Phase I in ihren erwünschten und ihren unerwünschten Wirkungen als günstig erwiesen, so können in der Phase II an einer begrenzten Zahl von Patienten die pharmakodynamischen Wirkungen des neuen Arzneimittels abgesichert und im einzelnen überprüft werden. Die Zahl der Patienten liegt pro Studie bei etwa 10 und kann je nach Substanz insgesamt zwischen 20 und 100 liegen. Die Patientengruppen sollen möglichst homogen sein, die Patienten sollen keine Begleitkrankheiten haben und keine zusätzlichen Medikamente einnehmen, damit das Bild nicht durch zusätzliche Variablen verfälscht wird.

Auch die Untersuchungen der Phase II sind z. T. offen und nicht doppelblind, da Unbedenklichkeit in gewissem Umfange erst nach Abschluß der Phase II gegeben sein kann. Die

Prüfungen der Phase II finden in Krankenhäusern statt und können nur den Spezialisten des entsprechenden Fachgebietes (Kardiologe, Gastroenterologe) vorbehalten bleiben, die zudem eine klinisch-pharmakologische Erfahrung haben müssen. Durch eine Vielzahl begleitender Untersuchungen sollen alle eventuellen, zusätzlichen Wirkungen und Nebenwirkungen hier erkannt werden.

Tabelle 3: Phase II der klinischen Prüfung von Medikamenten.

Ziel:	Pharmakodynamisches Profil Wirksame Dosis
Zahl:	20–100
Kollektiv:	Patienten (homogene Gruppen)
Prüfer:	Klinischer Spezialist mit klinisch-pharmakol. Ausbildung
Ort:	Krankenhaus oder Einrichtung mit besonderer Überwachungsmöglichkeit

3. Phase III

In der Phase III soll das Medikament unter den Bedingungen der praktischen Therapie erprobt werden. Voraussetzungen sind zufriedenstellende Ergebnisse aus Phase I und II. Die Prüfungen der Phase III umfassen große Patientenzahlen, die von wenigen Hundert bis zu mehreren Tausend reichen können. Die in die Studien aufzunehmenden Patienten sollen sich so zusammensetzen, wie es für die praktische Therapie nach der Zulassung vorgesehen ist: Patienten aus allen Altersgruppen, mit gleichzeitig vorhandener Begleiterkrankung und unter zusätzlichen Medikamenten. Diese Studien müssen zwar von Experten sorgfältig geplant und ausgewertet werden, die Durchführung der Prüfungen kann jedoch überall in der Klinik und auch in der freien Praxis erfolgen. Voraussetzung ist nur ein einheitliches, straffes Prüfprotokoll mit genauen Prüfvorschriften, an die sich jeder Prüfarzt exakt halten muß, damit die Ergebnisse bei der Auswertung vergleichbar sind. In diesen großen Studien können auch seltene Wirkungen und Nebenwirkungen erfaßt werden, wenngleich man einschränken muß, daß immer wieder Nebenwirkungen

von Medikamenten erst sehr viel später und nur durch die Aufmerksamkeit besonders sorgfältig beobachtender Ärzte entdeckt werden. Beispiele sind Thalidomid, Menocil, Practolol. Hier ist eine Zahl von Interesse: man benötigt etwa 4000 Patienten, um eine Nebenwirkung zu erkennen, die mit einer Häufigkeit von 1‰ vorkommt. Studien der Phase III müssen kontrolliert, d. h. im Vergleich mit einer Kontrollgruppe durchgeführt werden, wobei die Kontrollgruppe nicht immer eine Placebogruppe und das Verfahren nicht immer doppelblind sein muß.

In der Phase III haben oft Prüfungen durch praktizierende Ärzte eine große Bedeutung. Patienten mit Hochdruck, Gicht, Rheuma müssen unter den Bedingungen der ambulanten Praxis geprüft werden, denn dort werden sie auch später überwiegend behandelt. Außerdem bietet z. B. ein Rheumatiker in der Klinik nicht das gleiche Beschwerdebild wie zu Hause und unter den Bedingungen der täglichen Arbeit.

Tabelle 4: Phase III der klinischen Prüfung von Medikamenten

Ziel	Breite Erprobung der therapeutischen Wirkung	
Zahl:	100 bis mehrere 1000	
Kollektiv	Patienten aller Zielgruppen des Medikamentes	
Prüfer:	Ärzte aus Klinik Ärzte aus Praxis	Klin.-pharmakol. Beratung
Ort:	Klinik/Praxis	

4. Phase IV

Nach der Phase III erfolgt die Zulassung des Arzneimittels. Während bisher die Patienten, die die Substanz einnahmen, unter ständiger ärztlicher Kontrolle waren, erfolgt nun die Bewährung des Medikamentes in der Praxis. Erst der Langzeiteffekt, der unter Umständen viele Jahre nach der Registrierung auftreten kann, gibt bei vielen Medikamenten eine Auskunft über Sinn oder Sinnlosigkeit einer Therapie. Zu erinnern sei hier nur an den fraglichen Effekt einer Langzeitsenkung der Blutfette auf Morbidität und Mortalität [3], an die Wirkung einer Antikoagulantientherapie zur Verhinderung des Rein-

farktes, an die Frage der Kardioprotektion durch β-Blocker. Daneben werden erst in der Phase IV gelegentlich seltene Nebenwirkungen festgestellt.

Tabelle 5: Phase IV der klinischen Prüfung von Medikamenten

Ziel:	Überwachung nach Zulassung
	Langzeit- und Nebenwirkungen
Zahl:	Unbegrenzt
Kollektiv:	Alle Indikationen
Prüfer:	Verordnende Ärzte
Ort:	Klinik/Praxis

C. Ablauf der Arzneimittelprüfung

1. Die Auswahl der Patienten

Die Auswahl der Patienten ist von größter Bedeutung für eine Studie, da nur mit einem homogenen Patientenkollektiv eine sinnvolle Aussage erhalten werden kann. Definiert sein müssen insbesondere diagnostische Kriterien, Schweregrad der Erkrankung, zusätzliche Erkrankungen und zusätzliche Medikamente, bereits vorausgegangene Therapieversuche, Alterszusammensetzung, Ausschluß von Patienten mit bestimmten Risiken (z. B. Schwangerschaft). Ein wesentlicher Faktor bei der Auswahl ist die kaum zu kontrollierende, oft unterschiedliche Motivation, die der Arzt in dem Patienten auslöst. So hat in Ulcusstudien mit Cimetidin die unterschiedliche Häufigkeit der Spontanheilung nach 4–6 Wochen zwischen 20 % und 60 % sehr überrascht [2], bis sich herausstellte, daß in den unterschiedlichen Studien in den Patienten verschiedenartige Erwartungen geweckt wurden. Wo von einem „Wundermittel" mit größter Heilungsaussicht gesprochen wurde, war die Spontanheilung hoch. Wo die Patienten beiläufig und ohne Wertung gefragt wurden, ob sie sich zu Untersuchungen mit einem neuen Medikament zur Verfügung stellen wollten, war sie gering. Es ist anzunehmen, daß die Bereitschaft zur Teilnahme und die Motivation in beiden Studien unterschiedlich waren, daß aber auch eine unterschiedliche Gruppe von Patienten die Teilnahme abgelehnt hat.

1. Auswahl der Patienten
2. Planung
3. Statistik
4. Auswertung

2. Planung

Eine sorgfältige Planung steigert die Aussagekraft einer Studie und gewährleistet den Schutz des Patienten. Die Planung muß so gründlich sein, daß sie während des Ablaufs nicht modifiziert werden muß, weil dies eine statistische Aussage unmöglich machen würde.

Der Vergleich mit einer Kontrollgruppe ist unabdingbar zur Sicherheit darüber, daß der beobachtete Effekt der Behandlung zuzuschreiben ist und nicht dem natürlichen Verlauf der Krankheit oder gar dem Zufall. Die Kontrollgruppe soll auch die Subjektivität des Patienten und des Arztes ausschalten. Während diese Feststellungen im allgemeinen unumstritten sind, entzündet sich die Diskussion häufig an der Frage, wie eine solche Kontrollgruppe aussehen soll. Folgende Kriterien gelten für eine Kontrollgruppe:

a) Eine Placebo-Kontrollgruppe wird nur dann herangezogen, wenn es keine gesicherte Standardtherapie für die Erkrankung gibt. Für die Therapie einer akuten Hepatitis ist bisher keine gesicherte Therapie bekannt. Jede neue Therapieform wäre hier im Vergleich zu Placebo zu prüfen. Den Placebopatienten wird eine wirksame Therapie deshalb auch nicht vorenthalten. Wenn sich das neue Medikament im Verlaufe der betreffenden Studie als wirksam erweist, haben zwar die Placebopatienten retrospektiv das wirksame Medikament nicht bekommen. Ohne eine solche Studie, die erst den Beweis der Wirksamkeit geliefert hat, würde aber auch in Zukunft zahllosen Patienten von ihren Ärzten das nicht mit Sicherheit wirksame Medikament vorenthalten bleiben. Es gibt bei besonders kritischen Erkrankungen (Leberkoma, Magenblutung) die Möglichkeit einer sequentiellen Statistik. Diese Methode ermöglicht den Abbruch einer Studie zum frühestmöglichen Zeitpunkt, wenn der Unterschied zwischen den

beiden Vergleichsgruppen gerade signifikant geworden ist. Es handelt sich somit bei dem Risiko einer kontrollierten Studie um das kleinstmögliche, das gegenüber dem sehr viel größeren Risiko, eine sichere Therapie wegen der unterbliebenen Prüfung nicht durchzuführen, absolut gerechtfertigt ist.

Eine Kontrolle gegen Placebo ist dann ohne Wert, wenn das aktive Pharmakon sehr rasch vom Patienten und Arzt an der Wirkung erkannt werden kann. Zum Beispiel haben in einer Doppelblindstudie zur Infarktprophylaxe durch Heparin die Heparinpatienten an ihren Spritzenhämatomen sehr rasch erkannt, daß sie das aktive Präparat erhielten. Ebenso unterscheidet sich ein Psychopharmakon in seinen typischen Nebenwirkungen (Müdigkeit, Mundtrockenheit) sehr klar von einem Placebo. Man sollte auch in diesem Zusammenhang den Kontakt, den Studienpatienten untereinander entwickeln und der zur Erörterung der Symptomatik miteinander führt, nicht unterschätzen.

b) Wenn eine Standardtherapie bekannt ist, darf nur gegen diese Standardtherapie getestet werden. Hier wäre der Vergleich mit einem Placebo unethisch. Dies gilt z. B. insbesondere bei Tumorpatienten, bei denen immer nur gegen eine Standardtherapie getestet wird, niemals gegen ein Placebo.

Für alle kontrollierten Studien – ob die Kontrollgruppe ein Placebo oder eine Standardtherapie erhält – gilt die Verpflichtung, dem Patienten die Natur der Studie genau zu beschreiben. Der Patient muß wissen, daß er an einer Prüfung teilnimmt und daß er eventuell ein Placebo oder ein neues, nicht in vollem Umfange geprüftes Präparat erhält. Er muß die Möglichkeit haben, das Risiko einer Placebotherapie einerseits oder das Risiko einer neuen Therapie gegenüber einer abgesicherten Standardtherapie abzulehnen.

3. Statistik

Wenn objektive Meßparameter vorliegen (z. B. Harnsäurespiegel), kann die Prüfung einfachblind, wenn subjektive Faktoren in die Prüfung eingehen können, muß die Untersuchung doppelblind (weder Patient noch Arzt wissen, welcher Patient zu welchem Zeitpunkt der aktiven oder der Kontrollgruppe angehört) angelegt sein. Die Zuteilung zu einer der beiden Gruppen muß durch Zufallsauswahl erfolgen (Rando-

misierung). Diese Randomisierung und ausreichend große Patientenzahlen sollen dafür sorgen, daß zwischen beiden Gruppen die Faktoren, die das Ergebnis beeinflussen könnten, gleichmäßig verteilt sind (z. B. Alter, Geschlecht, Schwere der Erkrankung, Rauchgewohnheiten etc.).

4. Auswertung

Die Auswertung einer Arzneimittelprüfung ist einmal ein statistisches Problem, auf das hier nicht weiter eingegangen werden soll. Die Beurteilung der Ergebnisse geht aber über das Statistische weit hinaus. Ein Beispiel für diese Problematik ist die Anturan-Studie zur Prophylaxe nach durchgemachtem Herzinfarkt. Anturan senkte die Sterblichkeit der Patienten von 9,5 % auf 4,9 %, was einer Reduktion von ca. 50 % gleichkommt. Dieser Unterschied ist statistisch hochsignifikant. Aber: auch in der Placebogruppe überlebten 90,5 %, in der Anturangruppe 95,1 %. 5 % der Patienten profitierten also von der Therapie, aber alle Patienten mußten über viele Monate ständig ein Medikament einnehmen, unter dem auch Nebenwirkungen bzw. Interaktionen mit anderen Stoffen auftreten können [1; 6]. Dieses Beispiel soll verdeutlichen, daß die statistische Wirksamkeit nicht unbedingt identisch ist mit der klinischen Wirksamkeit, über die in jedem Falle unter Würdigung aller Faktoren unabhängig von der Statistik gesondert zu entscheiden ist.

Zusammenfassung

Die Phasen der Arzneimittelprüfung sind die sicherste Zeit im Leben eines Medikamentes. Große Statistiken haben gezeigt, daß in diesen Phasen verschwindend wenig Zwischenfälle auftreten. Die große Gefahr liegt in der Zeit nach der Zulassung. Man sollte deshalb ein Medikament erst dann in den „unkontrollierten" Gebrauch entlassen, wenn es vorher in aller Sorgfalt in kontrollierten Studien „auf Herz und Nieren" geprüft worden ist.

Literatur

1. Bethge, H.: Reichweite und Grenzen der Arzneimittelprüfung als Voraussetzung für eine rationelle Therapie. 30. Therapie-Kongreß, Karlsruhe, 1978.
2. Blum, A. L., Siewert, J.-R., Halter, F.: Ulkustherapie mit Cimetidin. Dtsch. Med. Wschr. 103: 135–139, 1978.
3. Co-operative trial in the primary prevention of eschaemic heart disease using clofibrate. A report from the Committee of Principal Investigators. Brit. Heart J. 40: 1069–1118, 1978.
4. Die Arzneimittelprüfung am Menschen. Medizinisch Pharmazeutische Studiengesellschft e. V., Frankfurt, 1976.
5. Meyers, F. H., Jawetz, E., Goldfien, A.: Lehrbuch der Pharmakologie. Springer-Verlag, Berlin-Heidelberg-New York, 1975.
6. The Anturane Reinfarction Research Group: Sulfinpyrazone in the prevention of cardiac death after myocardial infarction. The anturane reinfarction trial.
New Engl. J. Med. 298: 289–295, 1978.

Rechtliche und medizinische Voraussetzungen zur Durchführung klinischer Prüfungen von Arzneimitteln

von *H. Hasskarl* und *H. Kleinsorge*

Einleitung

a) Erstmals im deutschen Recht finden sich im Arzneimittelgesetz vom 24. August 1976 [1], geändert durch das Zweite Gesetz zur Änderung des Arzneimittelgesetzes v. 16. August 1986 [1 a]detaillierte Vorschriften über die klinische Prüfung neuer Arzneimittel am Menschen. Unter klinischer Prüfung ist gemäß der Legaldefinition des § 22 Abs. 2 Nr. 3 AMG die klinische oder sonstige ärztliche, zahnärztliche oder tierärztliche Erprobung von Arzneimitteln zu verstehen. Die Bundesregierung hatte in dem Regierungsentwurf zur Neuordnung des Arzneimittelrechts dazu ausgeführt [2], auf die klinische Prüfung könne als Voraussetzung für die Zulassung eines Arzneimittels nicht verzichtet werden. Es müsse bei neuen Arzneimitteln eine nachgewiesene Wirkung am Menschen vorhanden sein, um im Falle der Krankheit Arzneimittel mit Erfolg anwenden zu können. Daraus resultiere, daß der medizinische Fortschritt in der Behandlung von Krankheiten durch ein erhebliches Risiko bei der Erprobung neuer Arzneimittel erkauft werden müsse. Das erfordere andererseits, daß denjenigen Personen, die sich für die Erprobung von Arzneimitteln zur Verfügung stellen, ein rechtlich umfassend abgesicherter Schutz gegeben werden müsse.

Demgegenüber legte der Ausschuß für Jugend, Familie und Gesundheit [3] in seinem Bericht die Tatsache zugrunde, daß jeder medizinisch-therapeutische Fortschritt auf dem Arzneimittelsektor mit einem gewissen Risiko für diejenigen, die sich freiwillig für die Erprobung eines Arzneimittels zur Verfügung stellen, erkauft werden muß. Die Realisierung der vereinzelt erhobenen Forderungen nach einer Ausschaltung jeglichen Risikos im Rahmen der klinischen Prüfung würde in letzter Konsequenz den Verzicht auf die klinische Prüfung und damit den Verzicht auf die Entwicklung neuartiger Arzneimittel und

die hiermit einhergehende Erschließung neuer therapeutischer Chancen bedeuten. Ein solcher Stillstand von Forschung und Entwicklung könne von dem Ausschuß jedoch nicht akzeptiert werden. Vielmehr müsse, ähnlich wie bei der abwägenden Entscheidung über die Zulassung eines neuen Arzneimittels, nach Abschluß der pharmakologisch-toxikologischen Prüfungen im Labor der nächste Schritt einer Erprobung des Arzneimittels am Menschen nach Maßgabe einer verantwortungsbewußten, insbesondere von ethischen Maßstäben geleiteten, ärztlichen Abwägung von Risiko und Nutzen gewagt werden.

Weiter führte der Ausschuß aus, er habe zwischen der Verpflichtung zu wägen, dem einzelnen Probanden oder Kranken einen möglichst weitgehenden Schutz vor Gesundheitsgefahren zu verbürgen, und der Notwendigkeit, die Anforderungen an die Bedingungen der klinischen Prüfung nicht so hoch zu schrauben, daß eine klinische Prüfung praktisch undurchführbar werde.

b) Während das Erfordernis der Durchführung klinischer Prüfungen zur Erbringung des Wirksamkeitsnachweises gemäß § 25 Abs. 2 Nr. 4 AMG in § 22 Abs. 2 Nr. 3 AMG enthalten ist, sind die Einzelheiten ihrer Durchführung im Gesetz nicht enthalten. Vielmehr ergibt sich aus der Tatsache, daß nach § 25 Abs. 2 Nr. 2 AMG das Arzneimittel nach dem jeweils gesicherten Stand der wissenschaftlichen Erkenntnisse geprüft sein muß, daß auch die klinische Prüfung diesem Postulat genügen muß. Festgelegt wird der jeweils gesicherte Stand der wissenschaftlichen Erkenntnisse durch die Arzneimittelprüfrichtlinien des § 26 AMG. Von dieser dem Bundesgesundheitsminister erteilten Ermächtigung ist jedoch bis heute kein Gebrauch gemacht worden. Mit der Verabschiedung dieser Richtlinien durch das BMJFFG ist 1988 zu rechnen. In Übereinstimmung mit der Praxis des Bundesgesundheitsamts verbleibt es daher bei der Anwendung der Richtlinie über die Prüfung von Arzneimitteln vom 11. Juni 1971 [4] und der EG-Richtlinie zur Angleichung der Rechts- und Verwaltungsvorschriften der Mitgliedsstaaten über die analytischen, toxikologisch-pharmakologischen und ärztlichen oder klinischen Vorschriften und Nachweise über Versuche mit Arzneispezialitäten [5]. Obgleich letztere formal noch nicht in deutsches Recht transponiert wurde, darf man wohl

angesichts der Judikatur des Europäischen Gerichtshofs von einer unmittelbaren Wirkung dieser Richtlinie ausgehen. Beide Richtlinien enthalten einen Abschnitt über die Durchführung klinischer Prüfungen.

Während das Arzneimittelgesetz selbst also die Einzelheiten der klinischen Prüfung nicht regelt, hat es einen zentralen Aspekt der klinischen Prüfung geregelt. Der Schutz des Probanden und des Patienten, der sich einer klinischen Prüfung zur Verfügung stellt, wurde vom Gesetzgeber für kodifizierungsbedürftig gehalten. Aus diesem Grunde hat er die §§ 40 und 41 in das Arzneimittelgesetz einbezogen.

c) Es hat sich inzwischen international eingebürgert, die klinische Prüfung in 4 Phasen zu unterteilen. (Siehe hierzu oben Gugler, S. 13 ff.)

Die Prüfung der *Phase I* erfolgt gewöhnlich an einer begrenzten Zahl freiwilliger, meist gesunder Versuchspersonen (Probanden). Dabei soll die Verträglichkeit der Substanz geklärt, Pharmakokinetik und Metabolismus sowie die Pharmakodynamik beim Menschen geprüft werden.

In der *Phase II* der klinischen Prüfung soll die Wirksamkeit an einer begrenzten Zahl von Patienten geklärt werden.

Die *Phase III* der klinischen Prüfung umfaßt umfangreiche Prüfungen an Patienten in allen vorgesehenen Indikationsgebieten in Kliniken, Krankenhäusern und gegebenenfalls in für die ambulante Versorgung der Patienten vorgesehenen Einrichtungen wie Arztpraxen und Klinikambulatorien mit entsprechend therapeutisch anzugehenden Erkrankungen.

Während die Phasen I bis III vor der Zulassung eines Arzneimittels stattfinden, ist die *Phase IV* der klinischen Prüfung die gezielte Beobachtung des Arzneimittels in bezug auf Wirkung und Nebenwirkung nach der Zulassung [6].

A Die einzelnen Voraussetzungen der klinischen Prüfung

Der Gesetzgeber hat eine Reihe von Voraussetzungen in den §§ 40 und 41 AMG aufgelistet, die er als unerläßlich für die Durchführung klinischer Prüfungen ansieht. Diese Bestimmungen stellen eine Art Checkliste dar. Sie müssen bei der

Organisation und Durchführung klinischer Prüfungen streng beachtet werden.

Das Arzneimittelgesetz differenziert die Anforderungen an klinische Prüfungen danach, ob es sich um Prüfungen am Gesunden – das regelt § 40 AMG – oder Prüfungen am Kranken – das regelt § 41 in Verbindung mit § 40 AMG – handelt.

1. Die Prüfung am Gesunden

Obwohl § 40 AMG mit „Allgemeine Voraussetzungen" überschrieben ist, regelt diese Vorschrift tatsächlich die Durchführung der klinischen Prüfung an gesunden Probanden.

a) Vertretbarkeit des Risikos

§ 40 Abs. 1 Nr. 1 AMG stellt die zentrale Forderung auf, daß die Risiken, die mit der Arzneimittelprüfung verbunden sind, gemessen an der voraussichtlichen Bedeutung des Arzneimittels für die Heilkunde ärztlich vertretbar sein müssen. Es handelt sich hier also um eine besonders verantwortungsvolle, ärztlich abzuwägende Entscheidung zwischen Risiko und potentiellem Nutzen. Diese Entscheidung ist auch von ethischen Maßstäben mitgeprägt.

Das Risiko in dieser Phase I der klinischen Prüfung ist relativ gering, wenn die Dosierung einschleichend erfolgt und nur eine einmalige oder kurzzeitige Applikation des Arzneimittels durchgeführt wird. Da in dieser Phase bereits häufig Arzneimittelentwicklungen abgebrochen werden müssen, beschränkt man sich oft zunächst auf eine vier- bis sechswöchige, vorausgehende subakute Toxizitätsprüfung, an zwei Tierspezies, die eine längere Prüfung am Menschen nicht erlaubt. Die vorgängigen pharmakologisch-toxikologischen Prüfungsergebnisse geben wesentliche Hinweise für die Erstdosierung und die Dosierungsbereiche sowie für eventuell zu erwartende unerwünschte Wirkungen. Daß in dieser Hinsicht das Tierexperiment keine absolute Sicherheit bringen kann und seine Ergebnisse nicht zwingend auf den Menschen übertragen werden können, muß immer wieder betont werden [7]. Gewisse, aus dem Tierexperiment nicht vorhersehbare Reaktionen wie z.B. aus dem immunologischen Bereich lassen sich auch aus der klinischen Erfahrung mit Arzneimitteln aus

vergleichbaren Gruppen (z. B. Antibiotika) voraussagen. Die Möglichkeit einer Sofortbehandlung eines anaphylaktischen Schocks muß in jedem Fall gewährleistet sein [8; 9].

Nicht vertretbar ist das Risiko für einen gesunden Probanden bei der Anwendung von Wirkstoffen, deren therapeutische Wirksamkeit zwangsläufig mit Schädigungen einhergeht, die nur bei medizinischer Indikation in Kauf genommen werden können. Als Beispiel können die Zytostatika angeführt werden, die auch in der Phase I nur bei krebskranken Patienten erprobt werden dürfen.

Die Vertretbarkeit des Risikos wird in der Regel eine individualärztliche Entscheidung sein. Der Weltärztebund hat jedoch in seiner unter dem Namen „Revidierte Deklaration von Helsinki" [10] bekannten Empfehlung für Ärzte, die in der biomedizinischen Forschung am Menschen tätig sind, als allgemeinen Grundsatz die Forderung aufgestellt, daß die Planung und Durchführung eines jeden Versuches am Menschen eindeutig in einem Versuchsprotokoll niedergelegt werden sollte, das einem besonders berufenen, unabhängigen Ausschuß zur Beratung, Stellungnahme und Orientierung zugeleitet werden soll. Für die nicht-therapeutische biomedizinische Forschung am Menschen bezeichnet es diese Empfehlung als Pflicht des Arztes, das Leben und die Gesundheit der Person zu beschützen, an welcher biomedizinische Forschung durchgeführt wird. Auch enthält die genannte Deklaration in ihrer Ziffer III 4. den ethischen Zentralgrundsatz der Arzneimittelprüfung, daß bei Versuchen am Menschen das Interesse der Wissenschaft und der Gesellschaft niemals Vorrang vor den Erwägungen haben, die das Wohlbefinden der Versuchspersonen betreffen.

In der Bundesrepublik Deutschland sind als derartige unabhängige Ausschüsse bei den Landesärztekammern sogenannte *Ethikkommissionen* gebildet worden. Auch in größeren Kliniken gibt es derartige Komitees, die die ethischen und wissenschaftlichen Aspekte der Arzneimittelprüfung mit abwägen. Funktion und Berechtigung einer Ethikkommission kann jedoch nur daran gemessen werden, ob dem Patienten und Probanden dadurch ein Mehr an Schutz zugute kommt. Eine nur bürokratische Komplizierung der Durchführung klinischer Prüfungen ist keine Rechtfertigung für die Einschaltung ethischer Komissionen [10a]. Im übrigen muß gewährleistet sein, daß die ärztliche Vertretbarkeitsentscheidung stets bei dem verant-

wortlichen Arzt verbleibt. Ein Kollektiv kann nur eine Empfehlung aussprechen. Auch die Einschaltung einer sogenannten Ethikkommission entbindet den prüfenden Arzt in keiner Weise von seiner gesetzlichen Verpflichtung. Ethikkommissionen haben im übrigen keinerlei Entscheidungsbefugnis, sondern lediglich Beratungsbefugnis. Eine gesetzliche Verankerung der Ethikkommission ist nicht vorgesehen. Insofern ist ein Vergleich mit den Institutional Review Boards nach amerikanischem Recht, die mit erheblichen gesetzlichen Befugnissen ausgestattet sind, nicht möglich [10 b].

Bisher war die Anrufung der Ethik-Kommissionen bei den Landesärztekammern für den Arzt als Kammermitglied freiwillig. Es oblag also seiner Entscheidung, ob er vor der Durchführung einer klinischen Arzneimittelprüfung diese Kommission anrief. Dieser Rechtszustand hat sich kürzlich geändert. Der 88. Deutsche Ärztetag hat am 16.5.1985 durch Beschluß empfohlen, § 1 Abs. 4 der Berufsordnung für Ärzte neu zu formulieren. Inzwischen haben die Landesärztekammern, die allein für den Erlaß der Berufsordnungen im Kammerbezirk zuständig sind, den Wortlaut größtenteils übernommen. § 1 Abs. 4 der Berufsordnung für Ärzte lautet wie folgt:

„Der Arzt soll vor der Durchführung klinischer Versuche am Menschen oder der Forschung mit vitalen menschlichen Gameten und lebendem embryonalem Gewebe oder der epidemiologischen Forschung mit personenbezogenen Daten eine bei der Ärztekammer oder einer medizinischen Fakultät gebildete Ethikkommission anrufen, um sich über die mit seinem Vorhaben verbundenen berufsethischen und berufsrechtlichen Fragen beraten zu lassen. Bei der durchzuführenden Beratung des Arztes ist die Deklaration des Weltärztebundes von 1964 (Helsinki) in der revidierten Fassung von 1978 (Tokio) zugrunde zu legen."

Damit ist der Arzt als Kammermitglied künftig grundsätzlich verpflichtet, vor der „Durchführung klinischer Versuche am Menschen" eine Ethikkommission anzurufen. Der Begriff „klinische Versuche am Menschen" ist weiter als der Begriff der Arzneimittelprüfung, welche nur einen Unterfall der klinischen Versuche darstellt.

Es erscheint jedoch fraglich, ob auch für den Fall der

Arzneimittelprüfung eine obligatorische Regelanrufung der Ethikkommission durch den damit befaßten Arzt bzw. durch den Leiter der klinischen Prüfung rechtlich erforderlich ist. Die §§ 40 und 41 AMG mit ihren strengen Anforderungen für die Durchführung der Arzneimittelprüfung und vor allem dem Erfordernis der ärztlichen Vertretbarkeitsentscheidung gemäß § 40 Abs. 1 Nr. 1 AMG haben die klinische Arzneimittelprüfung bereits derartig reguliert, daß für eine zusätzliche Einschaltung einer Ethikkommission kein begründbarer Raum bleibt. Die §§ 40 und 41 AMG haben im übrigen die Deklaration von Helsinki, auf die der neue § 1 Abs. 4 der Berufsordnung für Ärzte ausdrücklich Bezug nimmt, bereits im wesentlichen in bindendes Recht – nicht nur in das Berufsrecht – übernommen [11]. Besonders deutlich wird die Entbehrlichkeit der Anrufung der Ethikkommission der Landesärztekammer durch einen Arzt dann, wenn dieser eine Arzneimittelprüfung mit radioaktiv markierter Substanz durchführen will, weil in diesem Fall eine spezielle Kommission die Vertretbarkeit und das zwingende Bedürfnis einer solchen Prüfung gemäß § 41 Abs. 1 Nr. 1 Strahlenschutzverordnung [11a] bejahen muß. Ein in Vorbereitung befindlicher Beschluß des Vorstandes der Bundesärztekammer läßt die Anrufung der Ethik-Kommission in solchen Fällen in der Regel entbehrlich erscheinen.

Auch für den Fall einer vom Bundesgesundheitsamt angeordneten klinischen Prüfung gemäß § 28 Abs. 3 AMG besteht für eine Anrufung der Ethikkommission prinzipiell kein Raum mehr. Es wird darauf ankommen, daß die Landesärztekammern für den Fall der klinischen Arzneimittelprüfung als Unterfall der klinischen Versuche am Menschen eine möglichst sachgerechte Lösung finden, weil sonst die Anrufung der Ethikkommission zu einem bloßen bürokratischen Akt verdorrt. Hierzu bietet die bloße „Soll-Vorschrift" des § 1 Abs. 4 den geeigneten rechtlichen Ansatzpunkt.

b) Pharmakologisch-toxikologische Prüfungen

§ 40 Abs. 1 Nr. 5 AMG verlangt als Voraussetzung für die Durchführung einer klinischen Prüfung die vorherige Durchführung einer pharmakologisch-toxikologischen Prüfung, die dem jeweiligen Stand der wissenschaftlichen Erkenntnisse entsprechen muß. Umfang und Einzelheiten dieser tierexperi-

mentellen pharmakologisch-toxikologischen Prüfung, deren Ergebnisse nach § 22 Abs. 2 Nr. 2 AMG auch Bestandteil der Zulassungsunterlagen sind, sind in den bereits zitierten Arzneimittelrichtlinien geregelt. Gerade für die Abwägung des Risikos der erstmaligen Anwendung eines Arzneimittels am Menschen ist die Aufklärung des Leiters der klinischen Prüfung durch einen für die pharmakologisch-toxikologische Prüfung verantwortlichen Wissenschaftler über die bisherigen Ergebnisse der pharmakologisch-toxikologischen Prüfung und über die voraussichtlich mit der klinischen Prüfung verbundenen Risiken unerläßlich. Die Nichtdurchführung oder die nicht ordnungsgemäße Durchführung der pharmakologisch-toxikologischen Prüfung begründet im übrigen einen Straftatbestand, wie § 96 Nr. 10 AMG zu entnehmen ist. Bei der Durchführung pharmakologischer Prüfungen werden künftig auch die sogenannten GLP (Good Laboratory Practises) eingehalten werden müssen, vgl. § 54 Abs. 1 AMG.

c) Hinterlegung pharmakologisch-toxikologischer Unterlagen beim BGA

Diese in § 40 Abs. 1 Nr. 6 AMG enthaltene Hinterlegungspflicht dient nach dem Willen der Bundesregierung der Beweissicherung [11]. Sie ist vor allem eine Ordnungsvorschrift. Daher ist ein Verstoß dagegen keine Straftat, sondern lediglich eine Ordnungswidrigkeit, wie § 97 Abs. 2 Nr. 9 AMG zu entnehmen ist. Demgegenüber sind vorsätzliche Verstöße gegen die übrigen Verpflichtungen des § 40 AMG mit Ausnahme des § 40 Abs. 1 Nr. 7 echte Straftatbestände.
Mit der Hinterlegungspflicht hat der deutsche Gesetzgeber bewußt einen anderen Weg als der britische oder amerikanische Gesetzgeber gewählt. Nach britischem Recht ist eine behördliche Genehmigung zur Durchführung der klinischen Prüfung nötig; nach den einschlägigen Vorschriften des amerikanischen Arzneimittelrechts bedarf es einer sogenannten IND. Hierunter ist eine „Notice of Claimed Investigational Exemption for a New Drug" zu verstehen. Diese Mitteilung muß der „Food and Drug Administration", der amerikanischen Zulassungsbehörde, gemacht werden. Erhebt die FDA innerhalb von 30 Tagen keinen Widerspruch gegen die beabsichtigte klinische Prüfung, darf diese stattfinden [12].

d) Verbot der Verwahrung

Probanden und Patienten dürfen gemäß § 40 Abs. 1 Nr. 3 AMG sich nicht in amtlicher Verwahrung befinden. Der Gesetzgeber geht davon aus, daß Verwahrte sich in einem öffentlich-rechtlichen Gewaltverhältnis befinden, das eine freie Willensentscheidung einschränkt.

e) Leiter der klinischen Prüfung

Die im Gesetz, und zwar in § 40 Abs. 1 Nr. 4 AMG, angeführten Voraussetzungen für den ärztlichen Prüfungsleiter in bezug auf den Nachweis einer zweijährigen Erfahrung in der klinischen Prüfung sind allgemein gehalten. Falls der klinische Prüfungsleiter nicht selber ein in der klinischen Forschung der Pharmaindustrie mit entsprechender Qualifikation tätiger Arzt ist, wird er vor einem auswärtigen Prüfer einen schriftlichen Nachweis verlangen müssen, wenn die Erfahrungen der betreffenden Person auf diesem Gebiet nicht bekannt sind. Der Begriff Arzt setzt die Approbation gemäß § 2 Abs. 1 Bundesärzteordnung voraus. Im übrigen muß der Leiter der klinischen Prüfung durch einen für die pharmakologisch-toxikologische Prüfung verantwortlichen Wissenschaftler über die Ergebnisse der Prüfung und über die voraussichtlich mit der klinischen Prüfung verbundenen Risiken informiert werden (§ 40 Abs. 1 Nr. 7 AMG). Diese Aufklärung kann auch in schriftlicher Form erfolgen.

Bei multizentrischen Studien in Krankenhäusern oder Arztpraxen genügt ein verantwortlicher, nach dem Prüfungsplan die Prüfung koordinierender Prüfungsleiter, der für den Abschluß der Untersuchung und den reibungslosen Ablauf sowie beim Auftreten unerwarteter Befunde für eine Information der Prüfstellen Sorge tragen muß und die Auswertung der Studie mit einem Biometriker vornimmt. Die Verantwortung des Arztes am Krankenbett oder in der Praxis für den in die Prüfung einbezogenen Patienten hinsichtlich der Aufklärung in allen Fragen der Arzneimittelsicherheit wird davon nicht berührt.

Hinzuweisen ist hier auf die Bemühungen des Marburger Bundes und der Fachgesellschaft der Ärzte in der pharmazeutischen Industrie sowie der Sektion „Klinische Pharmakologie" der Deutschen Pharmakologischen Gesellschaft. Diese haben zur Anerkennung einer Teilweiterbildung auf der Basis einer

pharmakologischen Weiterbildung geführt. Es ist zu erwarten, daß in absehbarer Zeit eine eigene Gebietsbezeichnung „Klinische Pharmakologie" geschaffen wird. Als Voraussetzung werden zwei Jahre experimentelle Pharmakologie und drei Jahre klinische bzw. klinisch-pharmakologische Tätigkeit in Weiterbildungsgebieten wie Innere Medizin, Anästhesiologie, Pädiatrie und Psychiatrie diskutiert.

f) Prüfplan

Durch das Zweite Gesetz zur Änderung des Arzneimittelgesetzes wurde mit Wirkung zum 1.2.1987 § 40 Abs. 1 AMG dahingehend novelliert, daß eine Ziff. 7a eingefügt wurde. Sie schreibt das Vorhandensein eines dem jeweiligen Stand der wissenschaftlichen Erkenntnisse entsprechenden Prüfplanes vor. Diese Einfügung erfolgte aufgrund einer Beschlußempfehlung des Ausschusses für Jugend, Familie und Gesundheit [13a]. Danach soll der Prüfplan u. a. das Prüfziel nennen, das Prüfvorhaben, die Auswahlkriterien für die Versuchspersonen und die Vergleichstherapie festlegen, gegebenenfalls Abbruchkriterien und Verantwortungsbereich bestimmen und eine biometrische Auswertung der Prüfergebnisse ermöglichen. § 40 Abs. 1 Nr. 7a AMG legt damit lediglich eine Verpflichtung fest, die von den wissenschaftlich tätigen Prüfeinrichtungen weitestgehend schon bisher als Stand der Wissenschaft erfüllt wurde.

g) Abschluß einer Probandenversicherung

Nach § 40 Abs. 1 Nr. 8 AMG muß für den Fall, daß bei der Durchführung der klinischen Prüfung ein Mensch getötet oder der Körper und die Gesundheit verletzt wird, eine besondere Versicherung abgeschlossen werden (Probandenversicherung). Die Versicherung muß auch dann Leistungen gewähren, wenn kein anderer für den Schaden haftet, also insbesondere auch dann, wenn niemanden ein Verschulden trifft. Nach § 40 Abs. 3 AMG muß diese Versicherung zugunsten des Probanden oder Patienten bei einem in der Bundesrepublik zugelassenen Versicherungsunternehmen abgeschlossen werden. Für den Fall des Todes oder der dauernden Erwerbsunfähigkeit muß die Deckungssumme mindestens 500000 DM betragen. Im übrigen muß ihr Umfang in einem angemessenen Verhältnis zu den mit der klinischen Prüfung verbundenen Risiken stehen.

Die Frage, ob es sich hierbei um eine Unfallversicherung handelt oder um eine Schadensversicherung, kann inzwischen dahingehend beantwortet werden, daß es sich um eine Schadensversicherung handelt. Diese Auffassung stimmt überein mit der Ansicht des Bundestagsausschusses für Jugend, Familie und Gesundheit, der ausgeführt hat, im Rahmen der abzuschließenden Deckung habe „die Versicherung jedoch nur Entschädigung für den effektiven Schaden zu leisten" [13]. Diese Versicherung muß für alle Probanden und Patienten im Rahmen der klinischen Prüfung bestehen. Die Einzelheiten sind in den „Allgemeinen Versicherungsbedingungen für die klinische Prüfung von Arzneimitteln" enthalten, die von den deutschen Versicherern einheitlich angewendet werden. In der Praxis hat es sich herausgebildet, daß dem Versicherer lediglich die Anzahl der Probanden bekanntgegeben wird, ohne daß ihm die Namen genannt werden.

Das Risiko des Prüfarztes, für den Fall eines ärztlichen Kunstfehlers in Anspruch genommen zu werden, ist regelmäßig durch die ärztliche Berufshaftpflichtversicherung abgedeckt, weil auch die klinische Prüfung von Arzneimitteln zu der beruflichen Tätigkeit eines Arztes gehören kann.

h) Aufklärung und Einwilligung

Die klinische Prüfung bewegt sich stets in einem Bereich, in dem strafrechtlich geschützte Güter – Leben und Gesundheit – verletzt werden können. Die erste Anwendung des neuen Arzneimittels am gesunden Menschen kann einen Schaden bei dem Probanden verursachen. Da dies den Straftatbestand einer Körperverletzung erfüllen kann, muß Vorsorge getroffen werden, daß die Rechtswidrigkeit einer solchen eventuellen Körperverletzung beseitigt wird und die Prüfung eine rechtmäßige ist. Das strafrechtliche Vehikel, das die Rechtmäßigkeit einer Körperverletzung herbeiführt, ist die Einwilligung des Probanden. Nach allgemeinem Strafrecht, und zwar nach § 226 a StGB, beseitigt die Einwilligung des Verletzten in die Körperverletzung deren Rechtswidrigkeit, es sei denn, daß die Einwilligung gegen die guten Sitten verstößt. Die Einwilligung nimmt der Arzneimittelprüfung den strafrechtlichen, aber auch ethischen Makel. Damit ist die Einwilligung der rechtliche Kern der §§ 40 und 41 AMG. Im einzelnen setzt die Abgabe der Einwilligungserklärung des Gesunden gemäß § 40 Abs. 1 Nr. 2 AMG voraus:

- Schriftlichkeit, weil so die Bedeutung der Einwilligung besonders klar wird und leichtfertige Einwilligungserklärungen vermieden werden;
- die persönliche Abgabe der Erklärung, also nicht etwa durch einen Vertreter;
- Geschäftsfähigkeit. Geschäftsfähig ist, wer nicht das 7. Lebensjahr vollendet hat, wer sich in einem die freie Willensbildung ausschließenden Zustand krankhafter Störung der Geistestätigkeit befindet, sofern nicht der Zustand ein vorübergehender ist, oder wer wegen Geisteskrankheit entmündigt ist (§ 104 BGB);
- Einsichtsfähigkeit. Der Proband muß in der Lage sein, Wesen, Bedeutung und Tragweite der klinischen Prüfung einzusehen;
- Fähigkeit zur Willenssteuerung. Der Proband muß ferner in der Lage sein, seinen Willen gemäß seiner Einsicht zu bestimmen.
- Aufklärung.

Alle diese Handlungen sind nur dann rechtlich relevant und möglich, wenn der Proband ausreichend aufgeklärt wurde. Die Aufklärung muß durch einen Arzt erfolgen. Dieser muß ihn über Wesen, Bedeutung und Tragweite der klinischen Prüfung aufklären und also insbesondere auf die damit verbundenen Risiken hinweisen. Eine Zentralfrage ist der Umfang der Aufklärung. Es braucht nicht über jede, noch so entfernt liegende Nebenwirkung aufgeklärt zu werden. Andererseits muß dem Probanden/Patienten alles mitgeteilt werden, was bei vernünftiger Würdigung für dessen freien Entschluß zur Teilnahme an der klinischen Prüfung erheblich ist. Ist die Aufklärung mangelhaft, wird eine daraufhin gegebene Einwilligung möglicherweise die gewünschte Rechtmäßigkeit der klinischen Prüfung nicht herbeiführen. U. a. hängen Umfang und Art der Aufklärung von der Bildung und der Vorbildung des Probanden ab.

i) Prüfung an minderjährigen Probanden

Die Einzelheiten dieser Problemstellung im Rahmen der klinischen Prüfung am Minderjährigen sind in § 40 Abs. 4 AMG enthalten. Minderjährig sind alle Probanden bis zur Vollendung des 18. Lebensjahres. Auch am minderjährigen Gesunden kann danach grundsätzlich eine klinische Prüfung

stattfinden. Die Besonderheit liegt jedoch darin, daß am gesunden Minderjährigen keine Therapeutika, sondern lediglich Diagnostika und Prophylaktika geprüft werden dürfen. Außerdem kommt es darauf an, daß das zu prüfende Arzneimittel nach den Erkenntnissen der medizinischen Wissenschaft gerade angezeigt ist, um bei Minderjährigen Krankheiten zu erkennen oder ihn vor Krankheiten zu schützen. Eine weitere Sicherheitsmaßnahme ist dadurch von dem Gesetzgeber eingefügt worden, daß die klinische Prüfung an Minderjährigen nur subsidiär gilt. Das bedeutet, daß lediglich dann, wenn die Prüfung am gesunden Erwachsenen nach den Erkenntnissen der medizinischen Wissenschaft kein ausreichendes Prüfungsergebnis erwarten läßt, eine Prüfung am Minderjährigen durchgeführt werden darf. Es leuchtet im übrigen ein, daß die Einwilligung bei Minderjährigen durch den gesetzlichen Vertreter oder Pfleger erfolgt. Selbstverständlich setzt auch sie voraus, daß der gesetzliche Vertreter durch einen Arzt über Wesen, Bedeutung und Tragweite der klinischen Prüfung aufgeklärt worden ist. Wenn und soweit jedoch auch der Minderjährige in der Lage ist, Wesen, Bedeutung und Tragweite der klinischen Prüfung einzusehen und seinen Willen hiernach zu bestimmen, so ist auch er aufzuklären und ist auch seine schriftliche Einwilligung erforderlich.

2. Die Prüfung am Kranken

a) Indiziertheit des Testarzneimittels

Insgesamt enthält der § 41 AMG, der die besonderen Voraussetzungen für klinische Prüfungen enthält, gegenüber dem § 40 AMG gewisse Erleichterungen. Auf diese soll später noch eingegangen werden. In einer Hinsicht jedoch beschränkt § 41 AMG die Durchführung der klinischen Prüfung. Die Phasen II und III der klinischen Prüfung sind Arzneimittelprüfung am Kranken. Infolgedessen schreibt § 41 Nr. 1 AMG vor, daß die klinische Prüfung am Kranken nur durchgeführt werden darf, wenn die Anwendung des zu prüfenden Arzneimittels nach den Erkenntnissen der medizinischen Wissenschaft angezeigt ist, um das Leben des Kranken zu retten, seine Gesundheit wiederherzustellen oder sein Leiden zu erleichtern. Auch die klinische Prüfung von Diagnostika am Kranken wird als zulässig anzusehen sein.

Das Gebot der Indiziertheit des Prüfungspräparats setzt voraus, daß dieses eine angemessene Wirksamkeit aufgrund der tierexperimentellen Ergebnisse erwarten läßt. Läßt sich eine Wirkung bereits in der Phase I der klinischen Prüfung am Gesunden prüfen, ist bei negativem Ergebnis eine Übernahme in die Phase II nicht möglich. Wird ein Prüfungspräparat am Patienten erprobt, das nicht der Heilung seiner Krankheit dienen kann, sondern bei dem z. B. lediglich die Änderung der Kinetik durch bestimmte Organfunktionsstörungen (Leber, Niere) festgestellt werden soll, so ist dieser Patient wie ein Proband in der Phase I gestellt. Auch er muß also nach entsprechender Aufklärung eine schriftliche Einwilligungserklärung abgeben. Dies wird regelmäßig nicht notwendig sein, da man im allgemeinen bestrebt ist, die Einwirkung gestörter Organfunktionen auf die Kinetik und den Metabolismus bei solchen Patienten zu studieren, bei denen neben einer entsprechenden Organschädigung eine im Indikationsbereich des Prüfpräparats liegende Erkrankung zu behandeln ist.

Vor einigen Jahren wurde besonders engagiert das Problem der *Prüfungsmethodik* diskutiert. Dabei ging es vor allem um die Frage, ob der Wirksamkeitsnachweis für ein Arzneimittel, der durch die Phasen II und III der klinischen Prüfung erbracht werden soll, grundsätzlich im Rahmen kontrollierter klinischer Prüfungen ermittelt werden soll [14]. Der Streit ging im wesentlichen um die Zulässigkeit der Doppelblindstudien, und zwar als Prüfung gegen den Standard oder als Prüfung gegen Placebo. Der Streit dürfte heute als erledigt anzusehen sein. Einigkeit besteht über das grundsätzliche Erfordernis kontrollierter klinischer Studien. Von diesem Grundsatz muß es jedoch für eine Reihe von Fällen, u. a. auch wegen des Methodenpluralismus, Ausnahmen geben. Diese Ausnahmen müssen jedoch ärztlich begründbar sein.

Es ist davon auszugehen, daß die Aufklärung über die Prüfungstechnik, also auch über die kontrollierte klinische Studie, zum Wesen der Prüfung gehört. Eine Doppelblindstudie gegen ein Standardpräparat dürfte dadurch kaum erschwert werden. Aber auch bei Doppelblindstudien gegen Placebo dürfte eine erhebliche Erschwerung der Durchführung kontrollierter Studien durch die Aufklärung nicht eintreten. Es wird jedoch nicht immer einfach sein, den Patienten davon zu überzeugen, daß er gegebenenfalls ein Leerpräparat erhält. Zumindest wird auch seine Neugier angeregt, durch Kauen

von Dragees, Tabletten oder Kapseln und entsprechende Geschmacksvergleiche den Wirkstoff zu identifizieren. Diese Gefahr ist im Krankenhaus groß. In der Praxis andererseits wird es kaum zumutbar sein, den Patienten darüber aufzuklären, daß er eventuell ein Leerpräparat erhält und daß andererseits notfalls die Einnahme einer Basisdroge gegen akute Beschwerden weiterhin gestattet ist. In der weit überwiegenden Zahl der Prüfungen ist der Vergleich mit einem Standardpräparat aus dem gleichen Indikationsbereich der Prüfung gegen Placebo vorzuziehen.

Die Einzelberichte über die Phasen I bis III der klinischen Prüfung müssen in einem Sachverständigengutachten für das Zulassungsverfahren zusammengefaßt und bewertet werden, wie dies § 24 Abs. 1 Nr. 3 AMG vorschreibt. Das Gutachten muß sich auf angemessene Wirksamkeit in den Anwendungsgebieten, auf die Verträglichkeit, Zweckmäßigkeit der Dosierung, Gegenanzeigen und Nebenwirkungen erstrecken. Prüfplan und Ablauf müssen daher so angelegt sein, daß der Gutachter diese Fragen aufgrund der Ergebnisse klar beurteilen kann. In den Zulassungsunterlagen sind darüber hinaus noch Angaben über die Wechselwirkungen mit anderen Arzneimitteln zu erbringen, wie dies § 22 Abs. 1 Nr. 9 AMG zu entnehmen ist, die ebenfalls nur aufgrund klinischer Prüfungen gewonnen werden können.

b) Erleichterungen der Prüfung am Kranken

Wie erwähnt erhält § 41 AMG gegenüber § 40 AMG teilweise Erleichterungen für die Durchführung der klinischen Prüfung. Im Gegensatz zur Prüfung am Gesunden kann die Prüfung eines Therapeutikums am Kranken auch am geschäftsunfähigen oder beschränkt geschäftsfähigen, also auch minderjährigen Kranken vorgenommen werden. In diesen Fällen muß der gesetzliche Vertreter nach Aufklärung durch einen Arzt die jederzeit widerrufliche Einwilligung abgeben. Diese Erklärung kann er mündlich unter Zeugen abgeben. Damit ist also ab Phase II die Mündlichkeit der Einwilligung ausreichend. Hierin liegt ein Unterschied zum amerikanischen Arzneimittelrecht, das für Phase II noch Schriftlichkeit verlangt.

Soweit der geschäftsunfähige Kranke einsichtsfähig und fähig zu Willenssteuerungen ist, muß auch er eine Einwilligungserklärung abgeben. Entbehrlich ist die Einwilligung des gesetzlichen Vertreters bei Gefahr im Verzug, wenn nämlich eine

Behandlung sofort erforderlich ist, um das Leben des Patienten zu retten, seine Leiden zu erleichtern oder seine Gesundheit wiederherzustellen und die Einwilligung nicht herbeigeführt werden kann (vgl. § 41 Nr. 5 AMG).

Schließlich sind in besonders schweren Fällen Aufklärung und Einwilligung des Kranken ganz entbehrlich, wenn dadurch der Behandlungserfolg gefährdet wird. Auch diese Regelung ist ähnlich der des amerikanischen Arzneimittelrechts. [15].

Die Rechtfertigung für diese Erleichterungen gegenüber der Prüfung am Gesunden liegt in dem therapeutischen Äquivalent, das der Patient potentiell und intentionell mit dem Testpräparat erhält.

Soll mit einem bereits zugelassenen Arzneimittel eine klinische Prüfung für eine neue Indikation durchgeführt werden, gelten die gesamten Kautelen des § 41 in Verbindung mit § 40 AMG auch für diese Prüfung.

c) Prüfungen der Phase IV

Wie bereits erwähnt, bezeichnet man mit der Phase IV diejenigen Prüfungen, die mit dem Arzneimittel nach dessen Zulassung stattfinden. (Siehe hierzu auch den Beitrag von A. Sander, S. 84ff.). Hier handelt es sich üblicherweise um folgende Prüfziele:

- Wirkungsnachweis mit neuen Methoden zur gesetzlich gebotenen Anpassung an den Stand der wissenschaftlichen Erkenntnisse,
- Dosierungsänderung,
- Vergleich zwischen Präparaten zur Ermittlung eines effektiveren bzw. ökonomischeren therapeutischen Vorgehens,
- gezielte Ermittlung bestimmter Nebenwirkungen im Rahmen eines Drug Monitoring,
- Interventionsstudien im Rahmen epidemiologischer Arbeiten.

Ein gesetzlich gesondert geregelter Fall der klinischen Prüfung der Phase IV und damit einer besonderen, laufenden Überwachung eines im Verkehr befindlichen Arzneimittels ist in § 49 Abs. 6 AMG enthalten. Danach ist der pharmazeutische Unternehmer verpflichtet, für ein Arzneimittel, das einen verschreibungspflichtigen Stoff enthält, nach Ablauf von 2 Jahren nach der Bestimmung des Stoffes zu einem verschrei-

bungspflichtigen Stoff, der zuständigen Bundesoberbehörde, in der Regel also dem Bundesgesundheitsamt, einen Erfahrungsbericht vorzulegen. Neben den Angaben über die im Berichtszeitraum abgegebenen Mengen muß er neue Erkenntnisse über Wirkungen, Art und Häufigkeit von Nebenwirkungen, Gegenanzeigen, Wechselwirkungen mit anderen Mitteln, Gewöhnung, Abhängigkeit oder nicht bestimmungsgemäßen Gebrauch enthalten. Dies bedeutet, daß auch in diesem Zeitraum systematische Erfassungen von entsprechenden Befunden erfolgen müssen. Bei hohem Arzneimittelrisiko ist anzunehmen, daß geplante Studien im Sinne des Drug Monitoring verlangt werden.

Ein weiterer gesetzlich geregelter Fall einer klinischen Prüfung nach Zulassung des Arzneimittels ist in § 28 Abs. 3 AMG im Zusammenhang mit der Auflagenbefugnis des Bundesgesundheitsamts bei Erteilung der Zulassung enthalten. Das BGA kann danach anordnen, daß weitere analytische, pharmakologisch-toxikologische oder klinische Prüfungen durchgeführt werden und über die Ergebnisse berichtet wird, wenn das Arzneimittel einen großen therapeutischen Wert hat und deshalb ein öffentliches Interesse an seinem unverzüglichen Inverkehrbringen besteht, jedoch für die umfassende Beurteilung des Arzneimittels weitere wichtige Angaben erforderlich sind.

Wie sich u. a. ferner den §§ 62 und 29 Abs. 1 AMG entnehmen läßt, muß eine permanente Überprüfung der im Verkehr befindlichen Arzneimittel vor allem auf Nebenwirkungen stattfinden.

Im übrigen gelten grundsätzlich die Vorschriften der §§ 40, 41 AMG für bereits zugelassene Arzneimittel nicht. Sie finden daher auf Phase-IV-Prüfungen keine Anwendung. Allerdings macht § 42 AMG, worin dies ausdrücklich festgelegt ist, davon zwei Ausnahmen: wenn das Bundesgesundheitsamt trotz Zulassung gemäß § 28 Abs. 3 AMG klinische Prüfungen vorschreibt oder wenn diese während des Ruhens der Zulassung durchgeführt werden. Wegen des fortdauernden Schutzbedürfnisses der Patienten genießen diese in beiden Fällen den vollen Schutz der §§ 40, 41 AMG.

B. Die besonderen Voraussetzungen der klinischen Prüfung mit radioaktiv markierten Substanzen

Wer Arzneimittel, die mit radioaktiven Stoffen markiert sind, am Menschen prüfen will, muß neben den soeben dargestellten Vorschriften der §§ 40, 41 AMG zusätzlich die Vorschriften der Strahlenschutzverordnung [16] berücksichtigen. § 41 Abs. 9 Strahlenschutzverordnung begründet eine Reihe weiterer, scharfer Verpflichtungen, die erfüllt sein müssen, bevor mit radioaktiv markierten Arzneimitteln am Menschen eine Prüfung begonnen werden darf. Nachfolgend sollen diese Voraussetzungen dargestellt werden. Umfang, Art und Realisierung dieser Voraussetzung waren bisher zum Teil unklar. Inzwischen sind jedoch, so z.B. in Rheinland-Pfalz, entsprechende behördliche Genehmigungen zur Durchführung von Prüfungen mit radioaktiv markierten Substanzen erteilt worden, so daß man hier inzwischen von einer praktizierten Rechtswirklichkeit ausgehen kann.

1. Strahlenschutzrechtliche Genehmigung

Zum Umgang mit radioaktiven Stoffen für die Anwendung in der medizinischen Forschung bedarf es zunächst einer strahlenschutzrechtlichen Genehmigung. Diese Genehmigung wird nur erteilt, wenn die übrigen, nach § 3 Strahlenschutzverordnung erforderlichen Voraussetzungen gegeben sind.

2. Zwingendes Bedürfnis

Für die Anwendung radioaktiv markierter Arzneimitttel am Menschen muß ein zwingendes Bedüfnis bestehen. Dies ist insbesondere dann der Fall, wenn eine Gutachtergruppe festgestellt hat, daß die bisherigen Forschungsergebnisse, die sonst ermittelten Befunde und die medizinischen Erkenntnisse nicht ausreichen und daß die Heranziehung von radioaktiven Stoffen zur Erreichung des Forschungszwecks notwendig ist (§ 41 Abs. 1 Nr. 1 Strahlenschutzverordnung).
Unklar war bisher, wer diese Gutachtergruppe ist. Es könnte sich hierbei um eine nach jeweiligem Landesrecht eingerichtete Gruppe handeln. In der Praxis hat es sich jedoch herausgebil-

det, daß das Bundesgesundheitsamt um eine gutachterliche Stellungnahme im Zusammenhang mit einem derartigen Genehmigungsantrag befragt wird und auch ein entsprechendes Gutachten abgibt.

3. Geeignete Radionuklide

Die für die Arzneimittelprüfung vorgesehenen Radionuklide müssen dem Zweck der Prüfung entsprechen und dürfen nicht durch Radionuklide geringerer Radiotoxizität ersetzt werden können (vgl. § 41 Abs. 1 Nr. 3 Strahlenschutzverordnung).

4. Geringstmögliche Radioaktivität

Es müssen die zur Anwendung gelangenden Akivitäten so weit herabgesetzt werden, daß eine weitere Herabsetzung den Zweck der Arzneimittelprüfung gefährden würde (vgl. § 41 Abs. 1 Nr. 4 Strahlenschutzverordnung).

5. Geringstmögliche Anzahl der Probanden

Es muß sichergestellt sein, daß die Anzahl der Probanden auf das unbedingt notwendige Maß beschränkt wird. Anders als bei der normalen klinischen Prüfung von Arzneimitteln ist es also demjenigen, der eine klinische Prüfung mit radioaktiv markierten Arzneimitteln durchführen will, ausdrücklich gesetzlich verwehrt, diese Prüfung in beliebig großem Umfang anzulegen (§ 41 Abs. 1 Nr. 5 Strahlenschutzverordnung).

6. Nichtüberschreitung von Grenzwerten

Es muß eine Abschätzung vorgenommen werden, die sicherstellt, daß bei der Anwendung der radioaktiven Stoffe an dem einzelnen Probanden ein Zehntel bestimmter Grenzwerte, die in der Anlage zur Strahlenschutzverordnung enthalten sind, nicht überschritten wird (§ 41 Abs. 1 Nr. 6 Strahlenschutzverordnung).

7. Leitung der Prüfung

Die Leitung der Prüfung mit radioaktiv markierten Arzneimitteln muß durch einen Arzt erfolgen. Arzt ist nur derjenige, der

gemäß § 2 Abs. 1 Bundesärzteordnung die Approbation als Arzt besitzt. Dieser Arzt muß mindestens eine zweijährige Erfahrung im Umgang mit radioaktiven Stoffen am Menschen nachweisen können. Ferner muß er die erforderliche Fachkunde auf dem Gebiet des Strahlenschutzes besitzen. Besonders wichtig ist bei der Prüfung mit radioaktiv markierten Arzneimitteln schließlich noch, daß dieser Prüfungsleiter während der Prüfung ständig erreichbar sein muß. Es wird hingewiesen auf die „Richtlinien für den Strahlenschutz bei Verwendung radioaktiver Stoffe im medizinischen Bereich" [17]. Auch die WHO hat sich mit dem Problemkreis befaßt [18].

Das Erfordernis eines besonders erfahrenen Prüfarztes ist in § 41 Abs. 1 Nr. 7 Strahlenschutzverordnung enthalten.

8. Geeignete Meßgeräte

Für die Prüfung müssen die nach dem Stand von Wissenschaft und Technik erforderlichen Meßgeräte usw. vorhanden sein. Außerdem muß ihre sachgerechte Anwendung sichergestellt sein (§ 41 Abs. 1 Nr. 7 Strahlenschutzverordnung).

9. Mindestalter

Grundsätzlich müssen die Probanden, an denen radioaktiv markierte Substanzen geprüft werden, älter als 50 Jahre sein. Verboten ist es, eine derartige Prüfung an schwangeren und stillenden Frauen durchzuführen. Ausnahmsweise dürfen die Probanden jünger als 50 Jahre sein, jedoch nur dann, wenn die Unbedenklichkeit und eine besondere Notwendigkeit der Heranziehung gerade solcher Personen durch ein Gutachten nachgewiesen wurde, um das Ziel der Prüfung mit radioaktiv markierten Arzneimitteln zu erreichen (§ 41 Abs. 3 Strahlenschutzverordnung).

10. Schriftliche Probandenerklärung

Vor der Prüfung mit radioaktiv markierten Arzneimitteln muß der zuständigen Behörde eine schriftliche Erklärung des Probanden vorgelegt werden, aus der sich ergibt, daß er mit den Untersuchungen, die vor, während und nach der Anwendung radioaktiv markierter Arzneimittel zur Kontrolle und zur Erhaltung der Gesundheit erforderlich sind, einverstanden ist.

Ferner muß sich diese Erklärung darauf erstrecken, daß er mit der Mitteilung der im Rahmen dieser Arzneimittelprüfung erhobenen Befunde an die zuständige Behörde einverstanden ist (§ 41 Abs. 4 Strahlenschutzverordnung).

11. Weitere Voraussetzungen

Vor Beginn dieser klinischen Prüfung muß der Proband ärztlich untersucht worden sein. In jedem Einzelfall ist die Aktivität der in dem Arzneimittel enthaltenen Radionuklide zu bestimmen. Darüber hinaus muß ihr Reinheitsgrad festgestellt werden. Auch der nicht an die Substanz gebundene Anteil muß bestimmt werden. Die Dosisgrenzwerte dürfen nicht überschritten werden. Die kritische Organdosis, die Ganzkörperdosis, die Gonadendosis und die Knochenmarkdosis müssen überwacht werden. Aufzuzeichnen sind der Zeitpunkt der Verabfolgung der radioaktiv markierten Substanz und die Ergebnisse der Überwachungsmaßnahmen. Aufzuzeichnen sind ferner die Befunde. Die Aufzeichnungen sind 30 Jahre lang aufzubewahren. Auf Verlangen der zuständigen Aufsichtsbehörde müssen sie bei dieser Behörde hinterlegt werden (§ 41 Abs. 5 Strahlenschutzverordnung).

12. Anzeigepflichten gegenüber der zuständigen Behörde und dem Bundesgesundheitsamt

Unverzüglich muß jede Überschreitung der Dosisgrenzwerte im Rahmen der klinischen Prüfung mit radioaktiv markierten Substanzen unter Angabe der näheren Umstände der zuständigen Aufsichtsbehörde und dem Bundesgesundheitsamt mitgeteilt werden. Außerdem muß der Abschluß der klinischen Prüfung mit radioaktiv markierten Arzneimitteln diesen Behörden mitgeteilt werden. Dabei müssen die erforderlichen Daten und die Probandenbefunde angegeben werden. Sonderuntersuchungen von Probanden für den Fall, daß die Gefahr besteht, daß ein Proband durch Überschreitung der Dosisgrenzwerte an seiner Gesundheit geschädigt wird, kann die zuständige Behörde anordnen, und ferner, daß er durch einen besonders ermächtigten Arzt eigens untersucht wird (§ 41 Abs. 7 Strahlenschutzverordnung).

13. Abschlußbericht

Wiederum muß der zuständigen Behörde und dem Bundesgesundheitsamt nach Abschluß der klinischen Prüfung mit radioaktiv markierten Arzneimitteln ein Abschlußbericht vorgelegt werden. Er muß die erhaltenen Probandenbefunde wiedergeben.

Dies sind die wesentlichen Bedingungen, die bei der Prüfung mit radioaktiv markierten Substanzen neben den §§ 40 und 41 AMG zu beachten sind. Ein Verstoß gegen diese speziellen Verpflichtungen bedeutet für den Strahlenschutzverantwortlichen oder den Strahlenschutzbeauftragten eine Ordnungswidrigkeit gemäß § 81 Abs. 2 Strahlenschutzverordnung. Eine Strafbestimmung wie im AMG ist in der Strahlenschutzverordnung nicht enthalten.

C. Behördliche Überwachung und Anzeige der klinischen Prüfung

Während in § 41 StrSchVO die behördliche Überwachung der klinischen Prüfung positiv-rechtlich geregelt ist, war dies hinsichtlich der einfachen klinischen Prüfung nach §§ 40, 41 AMG bisher umstritten. Es war sehr fraglich, ob § 64 AMG eine ausreichende Ermächtigungsnorm für die Überwachungstätigkeit der Behörden darstellte [18 a]. Diese kontroverse Diskussion wurde durch die Novellierung des Arzneimittelgesetzes im Jahre 1986 gegenstandslos. § 64 Abs. 1 AMG wurde nunmehr dahingehend novelliert, daß eindeutig auch die klinische Arzneimittelprüfung der staatlichen Überwachung unterliegt, daß nach § 64 Abs. 4 Nr. 2 auch die Unterlagen über die klinische Prüfung von der Behörde eingesehen werden können und daß der Leiter der klinischen Prüfung gemäß § 66 S. 2 AMG der Überwachungsbehörde entsprechende Auskünfte schuldet. Hinzu kommt, daß hinsichtlich der Durchführung klinischer Prüfungen nunmehr eine allgemeine Anzeigepflicht gegenüber der Überwachungsbehörde gemäß § 67 Abs. 1 AMG eingeführt wurde. Dabei ist auch der Leiter der klinischen Prüfung namentlich zu benennen. Im Vorgriff auf diese neue Rechtslage hatte § 5 der Allgemeinen Verwaltungsvorschrift zur Durchführung des AMG auf der Grundlage des § 82 AMG vom 25. 8. 83 [18 b] diese staatliche Überwachung

der klinischen Prüfung bereits vorgesehen und Einzelheiten geregelt (s. hierzu auch den Beitrag von Fresenius, S. 117). Bestehen also an dem Überwachungsrecht der Behörde keinerlei Zweifel mehr, so bleiben diese hinsichtlich des *Ausmaßes* der Überwachung bestehen. § 64 Abs. 1 Satz 1 AMG beschränkt diese Überwachung nämlich auf *Betriebe* und *Einrichtungen,* die Arzneimittel klinisch prüfen. Adressat der Überwachung der klinischen Prüfung ist nicht der pharmazeutische Unternehmer gemäß § 4 Abs. 18 AMG als solcher. In einer Reihe pharmazeutischer Unternehmen wird zwar die Phase I der klinischen Prüfung intern durchgeführt, nämlich an gesunden Probanden. Insoweit besteht zweifelsfrei das Überwachungsrecht der Behörde. Hinsichtlich der Phasen II und III der klinischen Prüfung, die regelmäßig in Krankenhäusern durchgeführt werden, ist der pharmazeutische Unternehmer aber selbst kein Betrieb oder eine Einrichtung, die insoweit klinisch prüft. Die entsprechende Überwachung betrifft daher nur die Krankenhäuser. Ob der pharmazeutische Unternehmer anstelle der Krankenhäuser der Aufsichtsbehörde entsprechende Mitteilung machen kann oder soll, muß geprüft werden. Eine sanktionsbewehrte Verpflichtung zu Auskünften usw. bezüglich der Phasen II und III besteht jedenfalls nicht.

Schlußhinweis

Zum Schluß scheint der Hinweis wichtig, daß eine jeweilige checklistartige Prüfung der einzelnen Voraussetzungen für die klinische Prüfung im allgemeinen und für die klinische Prüfung mit radioaktiv markierten Substanzen im besonderen, wie sie vorstehend beschrieben wurden, gewährleistet, daß alle gesetzlichen Bedingungen erfüllt sind. Die Einhaltung dieser Vorschriften dienen dem Schutz der Menschen, die sich für den Fortschritt der Wissenschaft und Therapie zur Verfügung stellen. Dieser Schutzgedanke ist die überragende Leitlinie für die Durchführung aller klinischen Prüfungen.

Literatur

1. BGBl. I S. 2445
1a. BGBl. I S. 1296
2. Bundestagsdrucksache 7/3060 v. 7. 1. 1975, S. 53
3. Bundestagsdrucksache 7/5091 v. 28. 4. 1976, S. 8
4. Bundesanzeiger Nr. 113 v. 25. 6. 1971
5. v. 20. Mai 1975, Amtsblatt Nr. 147 v. 9. 6. 1975, S. 1 i. d. Fassung der EG-Richtlinie 83/570/EWG v. 26. Okt. 1983, ABl. Nr. L 332 v. 28. Nov. 1983, S. 1 ff.
6. Zur Phaseneinteilung siehe auch I. A. Schwarz, Aufgaben der Humanpharmakologie bei der Erstanwendung neuer Pharmaka am Menschen, in: Ärzteblatt Rheinland-Pfalz 1980, S. 561 ff.; H. Hasskarl–H. Kleinsorge, Arzneimittelprüfung – Arzneimittelrecht, 2. Auflage 1979, S. 23 ff.; „Empfehlung des Bundesverbandes der Pharmazeutischen Industrie über die Voraussetzungen für die Prüfung von Arzneimitteln am Menschen", in: Pharmakodex, S. 68/1 ff.
7. F. Gross, Pharmakologische und toxikologische Grundlagen für die Untersuchung von Pharmaka am Menschen, Stuttgart 1974
8. H. Kleinsorge, Erstanwendung von Pharmaka am Menschen. Vorbedingungen und Problematik, in: Med. Klinik 71 (1976), S. 1093.
9. W. Raab–H. Kleinsorge, Arzneimittelallergien aus der Sicht des klinischen Pharmakologen, in: Int. Journal for Clinical Pharmacology 3 (1970), S. 245
10. V. 26. Mai 1987, Bundesanzeiger Nr. 108 v. 13. Juni 1987, S. 7109.
10a. Siehe zum Ganzen grundlegend E. Deutsch, Ethikkommissionen für medizinische Versuche am Menschen: Einrichtung, Funktion, Verfahren, in: NJW 1981, S. 614 ff.; ferner E. Samson, Über Sinn und Unsinn von Ethikkommissionen, in: DMW 106 (1981), S. 667 ff. und H. Kleinsorge, „Spezielle Probleme der Ethik-Kommissionen im Zusammenhang mit der Arzneimittelprüfung", in: Medizinrecht 5 (1987), S. 140–144.
10b. vgl. dazu Part 56 des Code of Federal Regulations, Title 21, Stand: 1. April 1986
11. vgl. Bundestagsdrucksache 7/3060 vom 7. 1. 1975, S. 54; s. auch Bundestagsdrucksache 7/5091 vom 28. 4. 1976, S. 8
11a. vom 13. 10. 1976, Bundesgesetzblatt I S. 2905
12. § 312.1 (a) (2) des Code of Federal Regulations, Title 21, Stand: 1. April 1986, abgedruckt bei Hasskarl–Kleinsorge, a. a. O. (Fußn. 6), S. 227
13. Bundestagsdrucksache 7/5091, S. 17
13a. Bundestagsdrucksache 10/5732 v. 24. 6. 86
14. s. hierzu einerseits M. Fincke, Arzneimittelprüfung. Strafbare Versuchsmethoden, Erlaubtes Risiko bei eingeplantem fatalen

Ausgang, Heidelberg–Karlsruhe 1977 und andererseits H. Hasskarl, Wirksamkeit und klinische Prüfung – Ergebnisse einer Auseinandersetzung, in: Deutsches Ärzteblatt 1979, S. 161 ff. mit umfangreichen Nachweisen

15. vgl. Part 50.23 des Code of Federal Regulations, Title 21, Stand: 1. April 1986, abgedruckt bei Hasskarl–Kleinsorge, a. a. O., S. 226
16. v. 13. Oktober 1976, BGBl. I. S. 2905
17. Schriftenreihe des Bundesministers des Innern, Nr. 4, 1974
18. Use of Ionizing Radiation and Radionuclides on Human Beings for Medical Research, Training and Nonmedical Purposes, in: WHO Technical Report Series No. 611 (1977)
18a. vgl. hierzu etwa H.-J. Schuster, Überwachung der klinischen Prüfung von Arzneimitteln durch die Landesbehörden, in: Pharmarecht, Ausgabe 6, 1979, S. 15 ff., A. Sander, Unterliegt die klinische Prüfung von Arzneimitteln der Überwachung durch die Landesbehörden?, in: Pharmazeutische Industrie 1979, S. 1019 ff., vgl. auch: Überwachung der klinischen Prüfung aus rechtlicher Sicht, in: Pharma-Recht, August 1982 (2. Supplement), S. 38 ff.
18b. Bundesanzeiger Nr. 163 vom 1. 9. 1983, S. 9649; vgl. auch Bundesratsdrucksache 94/83 vom 28. 2. 1983

Biometrische Methoden in der Planung und Bewertung klinischer Arzneimittelprüfungen

von *L. Horbach*

A. Warum braucht man biometrische Methoden in der Arzneimittelprüfung?

„Veritas est adaequatio rei et intellectus." Diese alte Umgrenzung des Wesens der Wahrheit [8] kennzeichnet auf allen Gebieten der menschlichen Erkenntnisgewinnung, natürlich auch in der Medizin, die Wechselseitigkeit der tatsächlich gegebenen Sachverhalte und der durch Beobachtung und im Anschluß daran in einem Abstraktionsprozeß davon gewonnenen Darstellung eines Zustandes oder eines dynamischen Geschehens. Es gibt dafür verschiedene grundsätzliche Möglichkeiten. Schon in ältester Zeit war es die Sprache, mit der man Dinge der realen Welt durch Wörter, Begriffe bezeichnet hat, die dazu dienen, Erkenntnisse zu formulieren und weiterzugeben. Probleme gibt es auf beiden Seiten; auf der Seite der Sachverhalte, die für den Beobachter sehr verdeckt und sehr kompliziert sein können; auf der anderen Seite bei den Begriffsbestimmungen, die adäquat und möglichst präzise sein sollen.

Schon am Anfang der naturwissenschaftlichen Ära hat es sich bewährt, streng definierte Symbole einzuführen und Sachverhalte im weitesten Sinne, vor allem in der Zeit oder im Raum ablaufende Vorgänge, mathematisch zu formulieren, um eine naturwissenschaftliche Wahrheit der Beschreibung, Erklärung und des objektiven Eindringens in verwickelte Vorgänge zu finden und zu quantifizieren. In der klassischen Physik spielt die Darstellung einfacher wie verwickelter Prozesse in der Verkettung von Ursache und Wirkung durch deterministische mathematische Modelle die hervorragende Rolle. Aus gegebenen Prämissen eines Sachverhaltes können Folgezustände exakt durch Berechnung vorausbestimmt werden, z.B. die kinetische Energie eines Körpers (E) in bekannter Abhängigkeit von seiner Masse (m) und Geschwindigkeit (v) durch die

Gleichung: $E = \frac{m}{2} v^2$. Die messende Überprüfung der formelmäßigen Ergebnisse hat zur Sicherung der Richtigkeit der Aussagen geführt. Erst durch die mathematischen Formulierungen ist es möglich geworden, die sehr komplexen Prozesse, die in der modernen Physik betrachtet werden, zu erforschen. Wie soll es in der Medizin gelingen, zu einer mathematisch formulierten Darstellung eines von Nebensächlichem befreiten medizinischen Sachverhaltes, einem biometrischen Modell zu gelangen, das zur Klärung bestimmter Fragestellungen, insbesondere solcher der Therapie, führen soll?

In der Medizin versagt im allgemeinen die oben skizzierte deterministische Darstellungsweise, der das strenge Kausalitätsprinzip zugrunde liegt. In der Tat liegt zwischen den beobachtbaren bzw. meßbaren Größen und dem Prozeß der Einwirkung eines Pharmakons auf den eigentlichen Krankheitsprozeß ein großer Spielraum für unkontrollierbare, z. T. unbekannte Faktoren. Diese modifizieren das Beobachtungsergebnis auf unterschiedliche Weise, so daß jede therapeutische Beeinflussung einer Erkrankung eine individuelle Ausprägung erfährt. Grundsätzlich ist eine exakte Voraussage eines Behandlungsausgangs nicht möglich.

Der Arzt muß stets in einer Situation nicht vollständiger Information handeln. Eine Komplikation kann selbst bei weniger schwerwiegenden Erkrankungen nie vollständig ausgeschaltet werden. Die Häufigkeit einer Komplikation kann nur durch allergrößte Sorgfalt auf ein Minimum eingeengt werden. Diese grundsätzlichen Randbedingungen der ärztlichen Entscheidung und Tätigkeit sollten bei den sich häufenden Rechtsprozessen stets beachtet werden: ein Behandlungserfolg kann nur mit einer bestimmten Wahrscheinlichkeit vorausgesagt werden.

Mathematische Modelle im biologischen und medizinischen Bereich können nur in wenigen Ausnahmen deterministischer Natur sein. Adäquat sind dagegen Modelle, die Zufallseffekte zulassen, d. h. solche auf der mathematischen Basis der Wahrscheinlichkeitsrechnung.

B. Einige methodische Grundbegriffe

Es gibt den Begriff der Wahrscheinlichkeit in der täglichen Umgangssprache, der dann angewendet wird, wenn bei unvollständig bekannten Prämissen ein sich daraus ergebender Sachverhalt nur unsicher, mit einer mehr oder weniger großen Unbestimmtheit vorausgesagt werden kann, in der Medizin z. B. die Heilung eines Kranken.

Die moderne statistische Methodik, die in ihrer analytischen Ausrichtung auf den Engländer R. A. Fisher [5; 6] zurückgeht, basiert auf einer mengentheoretischen Definition der Wahrscheinlichkeit und der axiomatischen Begründung der Wahrscheinlichkeitsrechnung des russischen Mathematikers Kolmogorow.

Die Wahrscheinlichkeit ist definiert als Maß bezogen auf eine Menge. Voraussetzung dafür ist die Definition dieser Menge. Die Gesamtheit der Patienten mit einer randscharf abgegrenzten Behandlungsindikation entspricht einer derartigen „Menge" oder Grundgesamtheit, von der im allgemeinen nur eine „Teilmenge", d. h. eine begrenzte Zahl von Patienten, die zur Grundgesamtheit gehören, beobachtet bzw. behandelt wird. Werden bei der Bildung einer derartigen Teilmenge, z. B. einer therapeutischen Reihe, bestimmte Regeln beachtet, so erhält man eine für die Grundgesamtheit repräsentative Stichprobe. Beobachtet man bei einer Stichprobe vom Umfang n eine Zahl n_E von erfolgreichen Behandlungen, so ergibt der Quotient n_E/n eine Schätzung für die Wahrscheinlichkeit des therapeutischen Erfolgs für die definierte Ausgangssituation in der Grundgesamtheit. Das Kriterium, nach dem man den Erfolg mißt, ist eine Zufallsvariable. Nach dem „Gesetz der großen Zahl" ist die Schätzung der mittleren Ausprägung dieser Zufallsvariablen um so verläßlicher, je größer der Beobachtungsumfang n ist. Einschränkungen dieses induktiven Schließens von der Stichprobe auf die Grundgesamtheit, z. B. im Sinne der Verallgemeinerung einer Heilungschance bei gegebener Indikation und Therapie, gibt es z. B. dann, wenn die untersuchte Stichprobe durch Selektionseffekte verzerrt ist.

C. Der statistische Vergleich

Der Internist Wunderlich [15] hat bereits bei seiner Antrittsvorlesung in Leipzig im Jahre 1851 darauf hingewiesen, daß man beim einzelnen Patienten keine sicheren Aussagen über das post hoc oder propter hoc eines Behandlungsausgangs machen könne. Der Einfluß unkontrollierbarer und unbekannter Faktoren in das Heilgeschehen läßt derartige deterministische Aussagen nicht zu. Der Arzt gewinnt seine Erfahrungen über den Erfolg mit einer Therapie durch die Beobachtung einer Vielzahl von Behandlungsverläufen bei gleichartigen Fällen.

Aber auch die methodisch formalisierte Erfahrungsgewinnung durch die Schätzung von Heilungsquoten aufgrund der Beobachtung therapeutischer Reihen läßt im allgemeinen noch keine Unterscheidung zwischen dem Spontanverlauf und der wirksamen Beeinflussung der Heilung durch das Medikament zu. Eine objektive Beurteilungsmöglichkeit ist hier durch eine Vergleichstherapie gegeben. Eine therapeutische Vergleichsreihe, die das zu prüfende Medikament nicht erhält, ist grundsätzliche Voraussetzung für die statistische Hypothesenprüfung seiner Wirksamkeit.

Während man bei einer physikalischen Längenmessung einen linearen oder anders skalierten Maßstab mit dem zu messenden Objekt abgleicht, ist ein therapeutischer Effekt nur als Differenz des Erfolgskriteriums beim Vergleich zweier therapeutischer Vergleichsreihen meßbar. Der Vergleich, oft bezeichnet als die „Seele" der Statistik, bringt über die einfache Schätzung eines Verteilungsparameters hinaus zusätzliche Information, die erst eine Evaluierung der therapeutischen Wirksamkeit ermöglicht.

In der Folge sollen wichtige statistische und medizinische Gesichtspunkte der Planung, des Verfahrens und der Aussagemöglichkeiten therapeutischer Vergleiche behandelt werden.

D. Problematik der Vergleichstherapie – Placebo oder Konkurrenzpräparat

Die Wahl einer Vergleichstherapie mit der entsprechenden Behandlungsindikation ist zunächst einmal eng mit der ethischen Frage verknüpft, ob dabei einem Teil der Patienten die bestmögliche Behandlung vorenthalten bleibt. Bei allem Vorwissen muß sicher sein, daß den zu vergleichenden Behandlungen nach dem derzeitigen Erkenntnisstand die gleiche Wertigkeit beizumessen ist. Es ist gut, wenn bei dieser Frage unter Berücksichtigung aller vorliegenden pharmakologischen und toxikologischen Forschungsergebnisse über Wirkungsmechanismen, Angriffspunkte im Organismus und Dosierungsrichtlinien nicht ein einzelner, sondern eine Ethikkommission letztlich entscheidet.

Ein Vergleich Wirkstoff versus Placebo kommt nur in besonders gelagerten therapeutischen Situationen vor. Beecher [2] sprach von „powerful placebo" nach Vergleichsstudien mit Analgetika, in denen in der Placebo-Reihe bis zu 50% schmerzlindernder Effekte beobachtet wurden. Gross [7] hob die Bedeutung des echten Placebos als wirksames Mittel hervor, „um die Selbsthilfe des Organismus bei der Überwindung krankhafter Zustände zu fördern". Direkt stoffbedingte, unerwünschte Wirkungen sind vom echten Placebo nicht zu erwarten. Es kann vorausgesetzt werden, daß sich ärztliche Gremien wie Ethikkommissionen der Grenzen der Vergleichstherapie mit einem Placebo bewußt sind; hier ist von Fall zu Fall zu entscheiden.

Die typische Situation des Vergleichs eines neu entwickelten Präparats, das u. U. nach den vorliegenden pharmakologischen Laborergebnissen und ersten klinischen Anwendungen zu besonderen Hoffnungen berechtigt, mit einem bewährten Standardpräparat birgt Probleme besonderer Art. Haben beide Mittel bei oft unterschiedlicher Bioverfügbarkeit und Wirkungsmechanismen die gleiche Indikation, für die man die optimale Behandlung finden will? Hierzu können keine schablonenhaften Regeln angegeben werden. Beim Standardpräparat kann man in vielen Fällen dessen Wirksamkeit einschätzen. Man kennt vor allem die häufigsten Risiken, die mit seiner Anwendung verknüpft sind. Bei einem neuen Präparat darf die Erwartungshaltung hinsichtlich dessen evtl. höherer Wirk-

samkeit nicht mit empirisch belegten Erkenntnissen verwechselt werden. Die kritische Abwägung alles Vorwissens mit dem, was man noch nicht über ein neues Präparat hinsichtlich Wirksamkeit und unerwünschter Nebenwirkungen weiß, hat schon in der Vergangenheit verantwortungsbewußte Therapeuten oft dazu bewogen, zunächst beim bewährten Standardpräparat zu bleiben. Wenn auch zahlreiche pharmakologische Ergebnisse aus dem Labor, in dem Tierversuche nach wie vor unabdingbar sind, und kasuistische Beobachtungen vorliegen, so kann nur die nach den Regeln der statistischen Planung durchgeführte kontrollierte klinische Arzneimittelprüfung verläßliche Bewertungen zu einem möglichst frühen Zeitpunkt führen. Scadding [13] weist auf die Bedeutung des Zeitpunktes hin, zu dem solche Studien zu erfolgen haben, nämlich bevor sich schlecht begründete Vorurteile über eine Therapie bilden können.

E. Abgrenzung der Behandlungsindikation und Randomisierung

Es ist eine alte ärztliche Weisheit, daß kein Patient einem anderen exakt gleich ist: Ausprägung und Verlauf der Erkrankungen unterliegen einer außerordentlichen Variabilität. Unter diesem Gesichtspunkt muß man die Leistungen der medizinischen Wissenschaft sehen, Krankheitseinheiten unter Berücksichtigung von Lokalisation, Art und Ätiologie der Krankheitsprozesse zu unterscheiden und Behandlungsindikationen herauszuarbeiten. Dieser Erkenntnisprozeß ist noch lange nicht abgeschlossen. Die Anwendung der Methoden der Dokumentation in Verbindung mit der modernen medizinischen Informatik, der biometrischen Analyse von Beobachtungs- und Meßdaten sind adäquat zur Erzielung weiterer Fortschritte.

Die randscharfe Abgrenzung einer Behandlungsindikation mittels definitorischer Festlegungen und einem Ausschlußkatalog für fragliche Grenzfälle ergibt Behandlungsreihen mit mehr oder weniger eingeschränkter Heterogenität. Eine zu starke Einengung auf eine homogene Untergruppe führt zu einer reduzierten induktiven Basis für die spätere Verallgemeinerung der Ergebnisse. In jedem Falle sollten Vergleichsreihen

in der Ausprägung der Erkrankungs- und patienteneigenen Merkmale bis auf die Zufallsabweichungen im statistischen Sinne übereinstimmen. Die einzig verläßliche Methode, dieses Ziel zu erreichen, ist die Zufallszuteilung (Randomisierung). Sie ist grundsätzliche Voraussetzung für die korrekte Anwendung statistischer Testverfahren bei der Auswertung, vgl. Armitage [1]. Die Tatsache, daß es dabei dem Zufall überlassen bleibt, welche Therapie der einzelne Patient erhält, gibt immer wieder Veranlassung zu ethischen Bedenken. Hier sind die im vorangegangenen Kapitel dargestellten Voraussetzungen für eine in Frage kommende Vergleichstherapie mit der gleichen Behandlungsindikation zu erfüllen. Nach angemessener Information über die Teilnahme an einer kontrollierten Therapiestudie und der Einwilligung des Patienten – die Rechtsgrundlagen sind ausführlich von Deutsch [4] dargelegt worden – kann die Zufallszuteilung zu einer der Vergleichsbehandlungen erfolgen.

Die Technik der Durchführung der Randomisierung hat zum Ziel, daß diese ohne subjektive Einflußnahme erfolgt, was nicht immer leicht ist. Es haben sich Prozeduren unter Verwendung von Zufallszahlen bewährt, die hier nicht detailliert dargestellt werden können.

Mit dem Ziel, auch bei geringeren Fallzahlen Reihen zu erhalten, ist es methodisch einwandfrei, bei sehr heterogener Ausprägung des Krankheitsbildes nach prognostisch relevanten Faktoren eine Stratifikation und danach eine geschichtete Zufallszuteilung vorzunehmen. Bei gleicher Aussagekraft des therapeutischen Vergleichs können bis zu 30% an Fällen eingespart werden [9].

Zelen [16] hat ein Zuteilungsverfahren vorgeschlagen, welches die Frage der Einwilligung des Patienten mit berücksichtigt, wenn ein neues Medikament mit einem bewährten Standardmedikament verglichen werden soll. Wird der Anteil der Patienten, die der Behandlung mit dem neuen Medikament nicht zustimmen, zu klein, so kann eine solche Studie zu keinem brauchbaren Ergebnis führen. Nach der Einwilligung zur Behandlung mit dem Standardmedikament wird der Patient nicht gefragt, was in der beschriebenen Vergleichssituation genauso berechtigt wäre.

F. Blindstudien

Außer der strukturellen Vergleichbarkeit ist die Beobachtungsgleichheit therapeutischer Reihen eine grundsätzliche Voraussetzung für schlüssige Ergebnisse. Werden subjektiv zu beur-
teilende Kriterien herangezogen, so besteht die Gefahr, daß
aus der Kenntnis des verabreichten Medikaments heraus
unterschiedliche Maßstäbe – evtl. auch unbewußt –, angelegt
werden. In solchen Situationen ist eine Objektivierung möglich, wenn dem Patienten nicht mitgeteilt wird, welches Mittel
er erhält (einfacher Blindversuch), oder auch der Arzt im
Unklaren gelassen wird (doppelter Blindversuch). Selbstverständlich muß für Notfallsituationen gewährleistet sein, daß
die Dekodierung zur Sicherheit des Patienten jederzeit möglich
ist.
Martini [11] hat sich in seinen Stellungnahmen zur Doppelblindstudie sehr differenziert geäußert. Er hat vor einer
schablonenhaften Anwendung gewarnt und gefordert, daß bei
jeder Studie darüber zu entscheiden sei, ob es genügt, daß nur
der Patient im unklaren gelassen wird, damit seine Beschwerdeangaben nicht beeinflußt werden, oder ob die Doppelblind-
anlage angezeigt ist, die dann, wenn sie angemessen und
möglich ist, den Vorteil hat, daß die Randomisierung nicht so
leicht zu verfälschen ist [1]. In der Praxis ist ein doppelblindes
Vorgehen nicht immer möglich, beispielsweise bei physikalischen Behandlungsverfahren.

G. Prüfung der therapeutischen Hypothese mittels statistischer Verfahren

Im allgemeinen soll in einem controlled clinical trial die
therapeutische Hypothese geprüft werden, ob ein neues
Mittel, für das die Zulassung auf den Arzneimittelmarkt
beantragt wird, hinsichtlich der Wirksamkeit dem Vergleichspräparat – ob Placebo oder einem Wirkstoff – überlegen ist
und ob gleichzeitig kein größeres Behandlungsrisiko eingegangen wird. Die Frage der unerwünschten Nebenwirkungen
kann in einer solchen Phase-III-Studie nur ungenügend beantwortet werden, da im allgemeinen der Untersuchungsumfang
nicht genügt, um seltene Nebenwirkungen zu erkennen. Die

Forderung einer erhöhten Wirksamkeit ist bei dieser Unsicherheit bezüglich des Risikos gerechtfertigt.

1. Wirksamkeitskriterien

Nach dem Arzneimittelgesetz genügt nicht der Nachweis von Effekten der Therapie überhaupt, sondern eine günstige Beeinflussung des Krankheitsverlaufs, eine „Wirksamkeit" ist nachzuweisen. Diese Unterscheidung erfordert die Erarbeitung geeigneter Kriterien der Verlaufsbeurteilung, d.h. die Differenz von Variablen, die tatsächlich als Indikatoren für eine günstige Beeinflussung des Heilungsprozesses, in anderen Fällen für eine Linderung der Symptome, z.B. bei Schmerzen, gelten können.

Unumstritten sind Kriterien wie die der Letalität oder besser noch Überlebenskurven in der Krebstherapie. Die biometrische Bearbeitung von Überlebenskurven, auch deren Abhängigkeit von der Ausgangssituation und der Therapie, hat in den letzten Jahren außerordentliche methodische Fortschritte gebracht, die in der Praxis der Erprobung von Strategien der Kombination verschiedener Zytostatika vor allem in der Kinderheilkunde zu bemerkenswerten Erfolgen geführt hat.

Bei anderen Verlaufsvariablen muß aus klinischer Sicht beurteilt werden, ob sie als Wirksamkeitskriterien gelten können. Die Veränderung einer Variablen aus dem klinisch-chemischen Labor, wenn sie auch mit noch so hoher Reliabilität bestimmt werden kann, bedeutet mitunter nur eine Art Kosmetik der Verlaufskurve ohne Relevanz für den Behandlungsausgang. Es kommt bei dieser Variablenauswahl auf deren Validität an: Was sagt sie über die Heilung des kranken Menschen aus? Bei vielen Krankheiten macht die Objektivierung der therapeutischen Wirksamkeit Probleme, z.B. bei rheumatischen Leiden. Man ist auf die Beschwerdeangaben der Patienten angewiesen; in solchen Fällen ist der doppelte Blindversuch in besonderem Maße gerechtfertigt.

2. Die notwendige Fallzahl

Die Planung einer Studie erfordert auch Überlegungen über den notwendigen Untersuchungsumfang. Er soll ausreichend sein, damit beim abschließenden statistischen Test, dessen Trennschärfe neben der Art des Erfolgskriteriums und anderen

Faktoren in erheblichem Maße von der Zahl der Fälle abhängt, relevant erscheinende Wirksamkeitsunterschiede erkannt werden. Die Theorie des statistischen Tests ermöglicht unter Berücksichtigung der Art der Testvariablen und unter Annahme des kleinsten Wirksamkeitsunterschiedes, der gerade noch als relevant anzusehen ist, eine Abschätzung der notwendigen Fallzahl, um bei vorgegebenen Fehlern 1. und 2. Art eine genügend große Nachweischance zu haben [12]. Der Fehler 1. Art bedeutet die im allgemeinen mit α bezeichnete Irrtumswahrscheinlichkeit für die Annahme eines signifikanten Unterschieds, obgleich er in Wahrheit nicht gegeben ist. Man hält diese Größe möglichst klein, im allgemeinen $\alpha \leq 1\%$. Der Fehler 2. Art, β, ist die Wahrscheinlichkeit dafür, daß kein signifikantes Testergebnis erhalten wird, obgleich in Wahrheit ein Wahrscheinlichkeitsunterschied besteht.

Wenn $\beta \leq 10\%$, so besteht mit $1-\beta = 90\%$ die Chance, einen real vorhandenen Unterschied des angenommenen Ausmaßes nachzuweisen. Man nennt die Größe $1-\beta$ die Trennschärfe des Tests. Die Beachtung der Trennschärfe schon in der Planung muß dazu führen, zu niedrige Fallzahlen im Planungsansatz, die zu keinem schlüssigen Ergebnis führen können, andererseits aber auch zu hohe, aufwendige Untersuchungsumfänge zu vermeiden. Die moderne statistische Methodik betrachtet die Effizienz einer Studie als eine wichtige Planungskomponente.

Bei gravierenden Wirksamkeitsunterschieden, z.B. die Letalität betreffend, oder bei schweren, unerwünschten Nebenwirkungen soll eine Therapiestudie nicht mit formaler Konsequenz bis zum Erreichen des vorgesehenen Untersuchungsumfanges weitergeführt werden. Hier ist für die maßgeblichen Kriterien im Prüfplan ein sequentieller Test (vgl. Armitage) vorzusehen, um zum frühesten Zeitpunkt Nachteile der Behandlung in einer Vergleichsreihe schlüssig zu erkennen und die Studie begründet abzubrechen.

3. Die Interpretation der statistischen Signifikanz bei Therapiestudien

Emil v. Behring schreibt mit seinen Koautoren Boer und Kossel [3] im Jahre 1893: „Die Beschaffenheit des mir gegenwärtig zur Verfügung stehenden Diphtherieheilserums ist von solcher Art, daß dasselbe nach der Ansicht competenter Beurtheiler,

vor allem nach der Ansicht meines hochverehrten Lehrers, des Herrn Geheimrath R. Koch, auf seine Leistungsfähigkeit gegenüber der Diphtherie des Menschen in einer großen Zahl von Fällen geprüft werden kann und geprüft werden muß." Der klinische Mitautor Kossel berichtet über seine ersten Heilversuche mit dem Serum an elf Kindern, von denen zwei gestorben sind. Nach einer kasuistischen Darstellung der Verläufe schreibt er weiter: „Auch der Umstand, daß im Beobachtungsjahr 1891/92 von 32 durch die bacteriologische Untersuchung als solche festgestellten Diphtheriefällen nur 11 am Leben blieben, demnach also über 65% starben (Anmerkung: ohne spezifische Behandlung), während von den mit Serum behandelten Kindern einschließlich des nicht an Diphtherie verstorbenen Kindes nur 18% starben, veranlaßt uns durchaus nicht zu voreiligen Schlüssen."

An diesem altehrwürdigen Beispiel zeigt sich die Bedeutung des statistischen Tests, der tatsächlich – mit einer gewissen Bedeutung auch bei diesem historischen Vergleich, der bei einem bahnbrechenden Medikament (vgl. Victor) gerechtfertigt ist – zu einem signifikanten Ergebnis geführt hätte (Fisher-Test: Irrtumswahrscheinlichkeit $\alpha \leq 1\%$). Damals waren keine statistischen Testverfahren bekannt. Sie sind als exakte Methoden äußerst hilfreich, um bei Erfüllung der aufgezeigten Planungsvoraussetzungen und unter Verwendung valider Beurteilungskriterien zum frühestmöglichen Zeitpunkt Wirksamkeitsunterschiede zu erkennen und die Entscheidung über die Einführung eines neuen Medikaments zum Wohle des Patienten zu unterstützen. Die Unterscheidung zwischen Zufallsabweichungen und „signifikanten" Wirksamkeitsunterschieden ist eine grundlegende Voraussetzung für die weitere Beurteilung. Es wäre falsch anzunehmen, daß die alternative Unterscheidung zwischen „signifikanten" und „nicht signifikanten" Testresultaten die ganze Information über eine kontrollierte klinisch-therapeutische Vergleichsstudie beinhaltet. Selbstverständlich interessiert den Therapeuten die Quantifizierung des Wirksamkeitsunterschiedes als statistischer Schätzwert. Er kann daran erkennen, wie relevant die eventuelle Verbesserung der Heilchancen durch ein neues Mittel ist.

H. Explorative Datenanalysen

Die eingangs herausgestellte Wahrheitsfindung, die in der klinisch-therapeutischen Forschung das Leitmotiv aller an solchen Studien Beteiligter sein muß, führt nicht immer zu einer „Schwarz-weiß"-Unterscheidung von zwei Medikamenten. Selbst wenn ein globaler, signifikanter Wirksamkeitsunterschied festgestellt wurde, darf die grundsätzliche Möglichkeit nicht übersehen werden, daß zwei Medikamente zwar überlappende, für bestimmte Ausprägungen einer Erkrankung aber jeweils überlegene Wirkungen entfalten können. Es ist für die Zulassung eines Mittels zunächst einmal wichtig, die durchschnittliche Wirksamkeit bei einer Indikation gegenüber einem Vergleichspräparat mittels eines statistischen Tests zu prüfen. Nach der Prüfung dieser Kernhypothese einer Studie können explorative Datenanalysen durchgeführt werden. Sie ergeben mitunter wichtige Anhaltspunkte für Differentialindikationen, die unter Umständen eine Berechtigung beider Mittel bei unterschiedlichen Ausprägungen prognostischer Faktoren begründen [10], insbesondere dann, wenn die evtl. unerwünschten Wirkungen dieser Mittel bei verschiedenen Schweregraden der Erkrankung unterschiedliche Bedeutung erlangen. Auch das Modell des statistischen Tests sollte die Nutzen/Risiko-Abwägung stärker als bisher mit einbeziehen; hierzu muß zweifellos noch methodische Entwicklungsarbeit geleistet werden.

Schlußbetrachtung

Statistische Methoden sind in der klinischen Erprobung eines neuen Medikaments das adäquate erkenntnistheoretische Instrumentarium. Sie ermöglichen bei den vielen Unwägbarkeiten des individuellen Krankheitsverlaufs und seiner therapeutischen Beeinflußbarkeit zu einem frühestmöglichen Zeitpunkt bei begrenztem Untersuchungsumfang eine schlüssige Beurteilung der Wirksamkeit und der häufigsten Risiken im Vergleich mit Medikamenten gleicher Indikation. Bei dem jeweiligen Wissensstand ist es dabei unvermeidlich, daß bis zur schlüssigen Bewertung eine bestimmte Zahl von Patienten die unter Umständen weniger wirksame oder risikoreichere Behandlung erfährt, was ohne die Anwendung methodisch

strenger Verfahren der Erkenntnisgewinnung in einem viel größeren Umfang erfolgen würde. In dieser Absicht angewandte, methodisch begründete Prozeduren wie Randomisierung und Doppelblindversuch, die beim ersten Anschein beim Arzt Bedenken hervorrufen, sind deshalb nicht nur ethisch durchaus vertretbar, sondern eine ethisch begründete Notwendigkeit.

Literatur

1. Armitage, P., The Role of Randomization in Clinical Trials Statistics in Medicine **1**, 345–352 (1982)
2. Beecher, H. K., The powerful placebo, J. Amer. med. Ass. **159**, 1602–1606 (1955)
3. Behring, E., Boer, O., Kossel, H., Zur Behandlung diphtheriekranken Menschen mit Diphtherieheilserum. Dtsch. Med. Wschr. **19**, 389–393 und 415–418 (1893)
4. Deutsch, E., Arztrecht und Arzneimittelrecht, Springer, Heidelberg (1983)
5. Fisher, R. A., Statistical methods for research workers, Edinburgh Univ. Press, London (1925)
6. Fisher, R. A., The design of experiments, Edinburgh Univ. Press, London (1935)
7. Gross, F., Placebo – das universelle Medikament, in Reihe: Medizinische Informatik und Statistik, Bd. 50. Der Beitrag der Informationsverarbeitung zum Fortschritt der Medizin, Proceed. 28. Jahrestagung des GMDS 1983, S. 3–14
8. Heidegger, M., Vom Wesen der Wahrheit, V. Klostermann, Frankfurt 1976, 6. Aufl.
9. Horbach, L., Computersimulationen zur Prüfung von Zuteilungsplänen für therapeutische Vergleiche. Die Berliner Ärztekammer, H. 10, 334–337 (1968)
10. Horbach, L., Gunselmann, W., Ein statistischer Ansatz für eine therapeutische Gütekontrolle, Fortschr. Med. **98**, 503–507 (1980)
11. Martini, P., Die unwissentliche Versuchsanordnung und der sogen. doppelte Blindversuch, Dtsch. med. Wschr. **82**, 597–602 (1957)
12. Neiss, A., Wie viele Patienten braucht man für eine Therapiestudie? Statistische Gesichtspunkte, Münch. med. Wschr. **124**, 444–446 (1982)
13. Scadding, J. G., The planning of trials of new drugs in pulmonary tuberculosis, Mitt. Inform. Med. **1**, 130–132 (1962)
14. Victor, N., Zur Erforderlichkeit und Durchführung der Randomisierung in Therapiestudien, in Reihe: Recht und Medizin. Rando-

misation und Aufklärung bei klinischen Studien in der Onkologie
S. 14–17, Springer, Heidelberg 1984

15. Wunderlich, C. A., Ein Plan zur festeren Begründung der therapeutischen Erfahrungen, Schmidts Jb. ges. in- und ausl. Med., **70**, 106–111 (1851)
16. Zelen, M., A new design of randomized clinical trials, New Engl. J. of Medicine **300**, 1242–1245 (1979)

Methodische Grundlagen zur Erfassung und Bewertung unerwünschter Arzneimittelwirkungen in den Phasen I–III der klinischen Prüfung

von *J. Hasford* und *H. K. Selbmann*

Einleitung

In den verschiedenen Phasen der Entwicklung eines neuen Arzneimittels werden die pharmakokinetischen und toxikologischen Eigenschaften der Substanz sowie deren therapeutisches Potential untersucht und bewertet. Verlaufen diese Untersuchungen erfolgreich, so werden im Anschluß an die Phase III der klinischen Prüfung die gewonnenen Erkenntnisse zusammen mit dem Antrag auf Zulassung dem Bundesgesundheitsamt zur Entscheidung vorgelegt. 1985 lagen dem Amt über 4000 solcher Zulassungsanträge vor. Bei dieser Zahl erstaunt es nicht, daß das Bundesgesundheitsamt nur 'stichprobenartig' in die vorgelegten Unterlagen Einblick nehmen kann [1]. Während die Zulassung zum Markt in der Bundesrepublik Deutschland relativ leicht erreichbar scheint, ist die Dauer des Verbleibs auf dem Markt oft von überraschender Kürze, wie ein Blick in die Tätigkeitsberichte des Bundesgesundheitsamtes der letzten Jahre zeigt. Zwischen beidem sieht Murswieck einen Zusammenhang: „In der Bundesrepublik läßt sich daher (wegen der gesetzlich schwach formulierten Anforderungen an einen Wirksamkeitsnachweis; die Verfasser) tendenziell eine prioritäre Orientierung auf den Unbedenklichkeitsnachweis beobachten, und zwar weniger bei der Zulassung als bei den Maßnahmen zur Abwehr von Arzneimittelrisiken" [2].

Sicher läßt sich auch bei noch so gründlichen Untersuchungen **vor** der Zulassung nicht das ganze Spektrum von unerwünschten Wirkungen eines Arzneimittels erkennen. Doch legen Rücknahmen der Marktzulassung, wie beispielsweise bei Indometacin-GITS, Nitrefazol und Isoxicam geschehen, die Vermutung nahe, daß in den Phasen der Arzneimittelentwicklung vor der Zulassung doch noch mehr zur Erkennung von Arzneimittelrisiken getan werden könnte.

Grundsätzlich können nur Veränderungen oder Ereignisse qualitativer oder quantitativer Art am Patienten beobachtet werden. Will man diese als unerwünschte Wirkungen eines Arzneimittels (UAW) einstufen, setzt ein Bewertungsprozeß ein, an dessen Ende ein Urteil über den Grad der Arzneimittelbedingtheit stehen sollte. Im folgenden sollen die Grundlagen für die Erfassung und Bewertung von unter Arzneimittelanwendung auftretenden, unerwünschten Ereignissen während der Phasen I bis III der klinischen Prüfung aus der Sicht der medizinischen Biometrie dargestellt werden, wobei das Hauptaugenmerk auf diejenigen Kriterien gelegt wird, die eine Abschätzung des Ursache-Wirkungszusammenhangs und der Art und Größe des Risikos zulassen. Implizit wird dabei aber auch deutlich, welche Anforderungen heute an eine lege artis Erfassung und Interpretation von unerwünschten Ereignissen gestellt werden. Die Ausführungen beschränken sich dabei auf kontrollierte Studien und Kasuistiken, da Fallkontroll- und Kohortenstudien primär in der Phase IV Anwendung finden [3].

A. Hypothesen

Für zahlreiche Arzneimittel lassen sich auf Grund von Vorwissen über die physikochemischen, pharmakokinetischen oder pharmakodynamischen Eigenschaften Hypothesen über zu erwartende UAW formulieren. Wie beim Wirksamkeitsnachweis sind derartige Studienergebnisse um so glaubwürdiger, je exakter entsprechende Hypothesen einschließlich der erforderlichen Beobachtungsmodi bereits **vor** Beginn der Therapiestudie festgelegt wurden.

Wegen der Beschränktheit des Wissens darf sich die Verträglichkeitsprüfung allerdings nicht nur auf den Bereich der Hypothesenprüfung beschränken, sondern hat vielmehr auch Funktionen eines Screenings wahrzunehmen. So hat die Sektion Klinische Pharmakologie der Deutschen Pharmakologischen Gesellschaft eine Liste von klinisch-chemischen Untersuchungen bei klinischen Prüfungen vorgelegt, die unabhängig von spezifischen Hypothesen im Sinne eines sicherheitstoxikologischen Screenings durchzuführen sind.

Die Aussagekraft von durch Studien bestätigten a priori Hypothesen ist deutlich höher einzustufen als die von durch

multiple Datenanalysen generierten a posteriori Hypothesen. Dennoch dürfen letztere nicht einfach negiert werden. Vielmehr müssen sie einem besonderen Bewertungsprozeß zugeführt werden, auf den im folgenden noch näher eingegangen wird.

Festzuhalten bleibt: Auch im Bereich der Verträglichkeitsprüfung ist die Überprüfung von Hypothesen anzustreben, die Erfassung von UAW darf sich aber nicht darauf beschränken.

B. Strukturgleichheit

Bei den Verträglichkeitsprüfungen in den Phasen I bis III liegen im wesentlichen zwei Situationen vor: Der inter- bzw. intraindividuelle Vergleich und die Einzelfallanalyse. Wie geartet der Vergleich auch ist, sei es mit randomisierten, simultanen oder historischen Kontrollen, er bleibt die Quelle der Erkenntnis. Voraussetzung für einen aussagekräftigen Vergleich ist die größtmögliche Strukturgleichheit der zu vergleichenden Gruppen, d.h., die Verteilung von Risiko- bzw. prognostischen Faktoren sollte möglichst homogen sein. Die Methode der Wahl zur Errichtung dieser Strukturgleichheit ist die streng zufällige Zuteilung der Patienten zu den zu vergleichenden Behandlungen, die Randomisierung. Sie bietet die beste Voraussetzung für das Ziehen valider Schlüsse.

Jedoch können u. U. auch Beobachtungen aus nichtrandomisierten Studien überzeugen. So lassen sich unerwünschte Erscheinungen am Injektionsort oder unerwünschte Ereignisse vom Soforttyp wie anaphylaktische Reaktionen in der Regel auch ohne Randomisierung kausal interpretieren. Dagegen erfordern unerwünschte Ereignisse, die Symptomen gängiger Erkrankungen ähneln oder die verhältnismäßig spät auftreten, einen in höherem Maße verzerrungsfreien Vergleich. Dies gilt besonders, wenn noch eine Vermengung von Indikation, Arzneimittelexposition und unerwünschtem Ereignis hinzutritt. Als Beispiel sei die Schwierigkeit des Nachweises einer Lebertoxizität eines Leberschutzpräparates bei primär alkoholbedingter Leberzirrhose genannt.

C. Art der Vergleichsbehandlung

Die Vergleichsbehandlung kann entweder aus einer Standardbehandlung, einer Behandlung mit unterschiedlicher Dosierung oder einer Placebo- bzw. absoluter Nichtbehandlung bestehen. Eindeutige Schlüsse auch kausaler Art über das pharmakologisch bedingte Spektrum der unerwünschten Wirkungen eines Arzneimittels erlauben streng genommen nur Vergleiche mit Nicht- bzw. Placebobehandlungen [4]. Als Beispiel für eine randomisierte Studie, bei der die unerwünschten Ereignisse unter Therapie vorbildlich mitbeobachtet wurden, soll die PARIS-Studie dienen [5]. In dieser Studie wurden die erwünschten und unerwünschten Wirkungen der Gabe von Dipyridamol (DP), kombiniert mit Acetylsalicylsäure (ASS), gegenüber ASS bzw. Placebo allein bei Herzinfarktpatienten untersucht. Die Placebogruppe erlaubt nun eine genaue Quantifizierung des pharmakologisch bedingten Potentials an unerwünschten Wirkungen von ASS und DP/ASS. So führte ASS bei 9,5% der Patienten zu Magenschmerzen (Rate unter ASS minus Rate unter Placebo in Tab. 1). Hätte es keine Placebokontrolle gegeben, würde die entsprechende Aussage wohl gelautet haben, 'ASS führt bei knapp 20% der Patienten zu Magenschmerzen'.

Beobachtungsgleichheit vorausgesetzt, ergibt die Rate unerwünschter Ereignisse unter Nicht- bzw. Placebobehandlung die Spontanrate unerwünschter Ereignisse, also solcher Symptome, die eben auch ohne Behandlung quasi spontan auftreten. Hierbei gilt es allerdings zu berücksichtigen, daß auch Placebos unerwünschte Wirkungen auslösen können, dies jedoch per definitionem nicht mittels eines pharmakologischen Mechanismus [4].

Dosisabhängige, unerwünschte Wirkungen lassen sich anhand ihrer Häufigkeit oder Intensität auch erkennen, wenn man Gruppen, die mit unterschiedlichen Dosierungen der gleichen Therapie behandelt wurden, vergleicht. Bei der Interpretation muß jedoch berücksichtigt werden, in welchem Bereich der Dosis-Wirkungs-Kurve die geprüfte Dosierung liegt. Für dosisunabhängige, z.B. allergisch bedingte UAW hilft der Vergleich zwischen Gruppen verschiedener Dosierungen nicht weiter.

Im Rahmen der klinischen Prüfung, vor allem in der Phase III, spielt oft der Vergleich zwischen der Prüftherapie und einer Standardtherapie eine wichtige Rolle. Auch dieser Vergleich

Tabelle 1: Unerwünschte Ereignisse in Prozent bei Patienten der PARIS-Studie nach Persantin/ASS-Reinfarkt-Studiengruppe-PARIS (1980): DP = Dipyridamol, ASS = Aspirin

	% Patienten		
	DP/ASS	**ASS**	**Placebo**
Beschwerden der Patienten			
Magenschmerzen	15,8	17,2	7,7
Sodbrennen	9,6	9,4	5,2
Erbrechen	2,5	3,2	1,0
Bluterbrechen, Blutstühle und/oder Teerstühle	4,0	4,1	2,0
Obstipation	4,0	4,7	2,0
Schwindel	8,5	6,5	5,2
Kopfschmerzen	9,6	4,1	3,7
Von den Ärzten als Probleme berichtete Symptome			
Bluterbrechen, Blutstühle und/oder Teerstühle	5,9	6,4	2,5
Symptome, die auf ein peptisches Geschwür, eine Gastritis oder eine Erosion der Magenschleimhaut hinweisen	20,7	18,1	13,2
Gründe für eine dauernde oder vorübergehende Unterbrechung der Medikation			
Magenbeschwerden	10,0	10,2	4,5
Sodbrennen	3,4	4,2	1,2
Nausea ohne Erbrechen	3,9	4,7	2,2
Erbrechen	1,2	2,4	0,7
Bluterbrechen, Blutstühle und/oder Teerstühle	3,6	3,4	1,7
Kopfschmerzen	3,4	1,7	1,0

kann keine Spontanraten unerwünschter Ereignisse liefern und läßt daher keine sichere Beurteilung der unerwünschten Wirkungen zu, weder wenn in beiden Gruppen die unerwünschten Ereignisse gleich häufig auftreten, noch wenn ihre Häufigkeiten differieren. Bei unterschiedlichen Häufigkeiten bzw. Intensitäten stehen mehrere Interpretationsmöglichkeiten offen:

– Betrachtet man **die kleinere Häufigkeit** als Spontanrate, so kann man die größere auf das UAW-Potential der entsprechenden Therapie zurückführen.

– Betrachtet man **die größere Häufigkeit** als Spontanrate, so kann man die kleinere auf das sekundär therapeutische Potential der entsprechenden Therapie zurückführen.

– Akzeptiert man **keine der Häufigkeiten** als Spontanrate, so muß man folgern, daß beide Therapien über ein wenn auch unterschiedlich stark ausgeprägtes UAW- oder sekundär therapeutisches Potential verfügen.

D. Compliance

Die Ergebnisse von Therapiestudien können – sowohl was die Wirksamkeit als auch die Verträglichkeit betrifft – nur dann sinnvoll interpretiert werden, wenn alle Teilnehmer die vom Prüfplan vorgeschriebenen Medikamente in den vorgeschriebenen Dosierungen angewendet haben. Abweichungen vom Prüfplan, d. h. mangelnde Compliance können zu einer Reihe von Fehlinterpretationen bei der Beurteilung der Verträglichkeit führen [6], wie z. B.:

– Höher dosierte Anwendung als vorgesehen und wechselhafte Anwendung führen vermehrt zu unerwünschten Arzneimittelwirkungen, sofern diese dosisabhängig sind. Dies kann zu einer Überschätzung des UAW-Risikos bei bestimmungsgemäßem Gebrauch führen.

– Geht man von der im Prüfplan vorgesehenen Dosis bei der Interpretation von unerwünschten Ereignissen aus, ohne an die möglicherweise geringere Einnahme zu denken, kann dies zu einer Unterschätzung des UAW-Risikos führen.

– Ein unerwünschtes Ereignis kann fälschlicherweise als UAW interpretiert werden, wenn das angeschuldigte Medikament gar nicht oder nur in geringerer Dosis eingenommen und somit der Schwellenwert für die Auslösung der UAW nicht überschritten wurde.

– Werden im Laufe einer Studie unerwünschte Wirkungen seltener, so kann dies als Anpassung bzw. Toleranz aufgefaßt werden, obwohl die Ursache für das Abklingen in der abnehmenden Compliance liegt.

– Hat der Patient zusätzliche, im Prüfplan nicht vorgesehene Arzneimittel angewendet, die nicht dokumentiert wurden,

jedoch eine UAW auslösten, so wird diese fälschlicherweise dem zu untersuchenden Arzneimittel zugeschrieben.

Um solche Interpretationsfehler zu vermeiden, sollte im Rahmen der klinischen Prüfung der Phasen I bis III die Compliance sorgfältigst dokumentiert werden. Darüber hinaus sind alle Anstrengungen zu unternehmen, um die Compliance möglichst hoch zu halten.

E. Standardisierung der Erhebung

Für die zuverlässige Erfassung unerwünschter Ereignisse, für ihre Interpretation und die Zusammenfassung der Beobachtungen aus verschiedenen Studien ist eine Standardisierung der Beobachtung, Erhebung und Dokumentation unerläßlich. Dies heißt zunächst, daß die Zahl der Untersuchungszeitpunkte für alle Patienten identisch sein sollte. Es ist evident, daß die Wahrscheinlichkeit, Abweichungen von der Norm zu beobachten, mit der Häufigkeit, mit der Untersuchungen durchgeführt werden, zunimmt. Darüber hinaus müssen die für die Erfassung bzw. Diagnostik von unerwünschten Ereignissen eingesetzten Instrumente über die gleiche Sensitivität verfügen. Borghi und Mitarbeiter haben die Folgen einer fehlenden Standardisierung bei der Erhebung von unerwünschten Ereignissen aufgezeigt [7]. In einer randomisierten Studie zur Therapie der milden Hypertonie haben sie unerwünschte Ereignisse auf verschiedene Weise erhoben: Von allen 223 Patienten lag eine Beurteilung des behandelnden Arztes über das Auftreten von unerwünschten Ereignissen vor. Streng zufällig erhielten die Patienten dann entweder eine Checkliste mit vorgegebenen Symptomen oder einen unstrukturierten Fragebogen (**Tab. 2**). Die dramatischen Unterschiede bedürfen keiner weiteren Erläuterung hinsichtlich ihrer Bedeutung für eine zuverlässige Beurteilung von unerwünschten Ereignissen. Ähnlich orientierte Untersuchungen wurden auch von Avery und Mitarbeitern [8], Downing und Mitarbeitern [9] und Ciccolunghi und Mitarbeitern [10] durchgeführt. Übereinstimmend wurden mit Checklisten wesentlich mehr unerwünschte Ereignisse gefunden als mit freitextlichen, unstrukturierten Fragebögen. Allerdings fand Avery schwere Reaktionen häufiger mit der Checkliste, Ciccolunghi hingegen häufiger mit offenen Fragebögen.

Tabelle 2: Häufigkeiten von UAW in Prozent in Abhängigkeit von der Erhebungsmethode nach Borghi et al. (1984):

	Patienten mit UAW		
	Arzturteil	**Patientenurteil**	
		Checkliste	**Freitext**
	(n = 223)	**(n = 117)**	**(n = 106)**
	%	%	%
1. Placebo	0,9	83,7	73,5
2. Placebo	2,7	73,5	56,6
Oxprenolol	3,6	65,0	45,2
Chlorthalidon	4,9	69,2	56,6

Zusammenfassend läßt sich sagen: Angaben über unerwünschte Wirkungen lassen sich erst bewerten, wenn man weiß, wie sie erhoben wurden. Im Rahmen von klinischen Prüfungen sollten alle Patienten in der gleichen Weise beobachtet bzw. untersucht werden. Unerwünschte Ereignisse, die man in jedem Fall einheitlich beobachten und erheben möchte, sollten mit einer Checkliste abgefragt werden. Auf die Möglichkeit, freitextliche Angaben zu machen, kann jedoch nicht verzichtet werden.

F. Standardisierung der Schweregradbestimmung

Insbesondere wenn die Angaben über unerwünschte Wirkungen aus verschiedenen Stadien und Studien der klinischen Prüfung zusammengeführt und bewertet werden sollen, ist eine Standardisierung der Schweregradbestimmung unverzichtbar. Die herkömmliche trichotome Klassifizierung „leichte", „mittlere" und „schwere bzw. lebensbedrohliche" unerwünschte Ereignisse hat sich als wenig zuverlässig und aussagekräftig erwiesen. Bedauerlicherweise stehen die Bemühungen um eine Standardisierung der Schweregradbestimmung noch am Anfang. Immerhin liegen bereits entsprechende Vorschläge für den Bereich der Zytostatika vor [11]. Um diese Operationalisierung möglichst allgemein anwendbar zu machen, wurde bei den Laborparametern der Schweregrad in

Relation zur Abweichung vom laborspezifischen Normwert definiert (**Tab. 3**). Eine wichtige Ergänzung dieses Vorschlages der Weltgesundheitsorganisation wäre noch die Angabe, wie lange das unerwünschte Ereignis anhielt. Darüber hinaus wurden im Rahmen des Projektes DVM 308 Vorschläge erarbeitet, um allgemein den Schweregrad unerwünschter Ereignisse zu operationalisieren [12].

G. Auswertung

Bei der Auswertung lassen sich dreierlei Situationen unterscheiden:
- Die Prüfung a priori formulierter Hypothesen,
- die Analyse von möglicherweise als UAW einzustufenden Ereignissen, ohne daß entsprechend formulierte Hypothesen vorliegen (Checkliste), und
- das sicherheitstoxikologische Screening, ob möglicherweise unerwünschte Ereignisse bislang der Aufmerksamkeit entgangen sind.

Die Prüfung a priori formulierter Hypothesen über UAW unterscheidet sich im Prinzip nicht von den Vorgehensweisen zum Nachweis der Wirksamkeit. Nach der Bestimmung eines adäquaten mathematischen Modells wird ein entsprechender statistischer Test ausgewählt und durchgeführt.
In Therapiestudien werden in der Regel eine Reihe von als UAW in Frage kommenden Symptomen mit Checklisten erhoben und dokumentiert. A priori Hypothesen liegen dabei i. a. nicht vor. In die Bewertung etwaiger statistisch signifikanter Ergebnisse muß die Zahl der durchgeführten Tests eingehen, d. h., die Wahrscheinlichkeit für den Fehler 1. Art nach Bonferoni oder Bonferoni-Holm [13] angepaßt werden. Der Hintergrund dieser Überlegung ist, daß mit der Zahl k der mit $\alpha < 0{,}05$ durchgeführten unabhängigen Tests die Wahrscheinlichkeit für ein statistisch signifikantes Ergebnis auf $\alpha^* = 1 - (0{,}95)^k$ ansteigt. Bei zehn unabhängigen Test liegt α^* bereits bei 0,40, und bei fünfzig Tests ist $\alpha^* = 0{,}92$.
Screeningansätze für die Aufdeckung okkulter unerwünschter Wirkungen gibt es vor allem bei Laborwerten z. B. von Leberenzymen. Es kann hier nicht der Ort sein, die Vielzahl der dabei zum Einsatz kommenden Vorgehensweisen einzeln

Tabelle 3: Operationalisierung des Schweregrades von UAW unter zytostatischer Therapie nach WHO Handbook (1978):

Nebenwirkungen	Grad 0	Grad 1	Grad 2	Grad 3	Grad 4
Hämopoese/ Blutungen					
Hb (g/100 ml)	$\geqq$ 11,0	9,5–10,9	8,0–9,4	6,5–7,9	< 6,5
Leukozyten 1000/mm^3	$\geqq$ 4,0	3,0–3,9	2,0–2,9	1,0–1,9	< 1,0
Granulozyten 1000/mm^3	$\geqq$ 2,0	1,5–1,9	1,0–1,4	0,5–0,9	< 0,5
Thrombozyten 1000/mm^3	$\geqq$ 100	75–99	50–74	25–49	< 25
Blutungen	keine	Petechien	geringer Blutverlust	starke Blutungen	Blutungen mit Kreislauffolgen
Magen/Darm/Leber					
Bilirubin	$\leqq$ 1,25 x N	1,26–2,5 x N	2,6–5 x N	5,1–10 x N	> 10 x N
SGOT/SGPT	$\leqq$ 1,25 x N	1,26–2,5 x N	2,6–5 x N	5,1–10 x N	> 10 x N
Alkal. Phosphatase	$\leqq$ 1,25 x N	1,26–2,5 x N	2,6–5 x N	5,1–10 x N	> 10 x N
Übelkeit/Erbrechen	keine	Übelkeit	vorübergehendes Erbrechen	therapiebedürftiges Erbrechen	schwerst behandelbares Erbrechen Ernährung per os nicht möglich
Stomatitis	keine	Wundgefühl, Rötung	Erytheme, Geschwüre, feste Kost möglich	Geschwüre, nur flüssige Kost	
Diarrhoe	keine	vorübergehend < 2 Tage	tolerierbar aber > 2 Tage	nicht akzeptabel, Therapie nötig	hämorrhagische Dehydration

73

Tabelle 3: Fortsetzung

Nebenwirkungen	Grad 0	Grad 1	Grad 2	Grad 3	Grad 4
Niere/Blase					
Blutharnstoff	$\leqq$ 1,25 x N	1,26–2,5 x N	2,6–5 x N	5,1–10 x N	> 10 x N
Kreatinin	$\leqq$ 1,25 x N	1,26–2,5 x N	2,6–5 x N	5,1–10 x N	> 10 x N
Proteinurie	keine	1+, < 0,3 g/100 ml	2–3+, 0,3–1,0 g/100 ml	4+, > 1,0 g/100 ml	nephrotisches Syndrom
Hämaturie	keine	Mikrohämaturie	Makrohämaturie	Makrohämaturie mit Gerinnseln	obstruktive Uropathie
Lunge	unverändert	leichte Symptome	Belastungs-dyspnoe	Ruhedyspnoe	absolute Bettruhe nötig
Fieber	kein	< 38 °C	38 °C–40 °C	> 40 °C	mit Hypotonie
Allergie	keine	Ödeme	Bronchospasmen, keine parenterale Therapie	Bronchospasmen, parenterale Therapie nötig	anaphylaktische Reaktionen
Hautreaktionen	keine	Erytheme	trockene Schuppung/Blasen, Juckreiz	feuchte Schuppung, Ulceration	exfoliative Dermatitis/Nekrosen → chirurg. Therapie
Haarausfall	kein	minimal	stellenweise mäßig	vollständig aber reversibel	nicht reversibel

Tabelle 3: Fortsetzung

Nebenwirkungen	Grad 0	Grad 1	Grad 2	Grad 3	Grad 4
Infektion (Lokalisation angeben)	keine	milde	mäßig	stark	starke Infekte mit Hypotonie
Herz					
Rhythmus	unauffällig	Sinustachykardie > 110 min in Ruhe asymptomatisch aber abnorme Zeichen	monotope VES Vorhofarrhythmie	multifokale VES	ventrikuläre Tachykardie
Funktion	unauffällig	asymptomatisch	vorübergehende symptomatische Dysfunktion, keine Therapie	symptomatische Dysfunktion, Reaktion auf Therapie	symptomatische Dysfunktion, therapieresistent
Perikarditis	keine	asymptomatischer Erguß	symptomatisch, keine Therapie	Tamponade, Punktion nötig	Tamponade, Op notwendig
Nervensystem peripheres Nervensystem	unauffällig	Paraesthesien, verminderte Sehnenreflexe	schwere Paraesthesien leichte Schwäche	unerträgliche Paraesthesien, deutliche motor. Ausfälle	Paralyse
Bewußtsein	klar	vorübergehend lethargisch	Somnolenz < 50 % (tagsüber)	Somnolenz > 50 % (tagsüber)	Koma
Obstipation	keine	leicht	mäßig	geblähtes Abdomen	Aufblähung, Erbrechen
Schmerzen	keine	leicht	mäßig	stark	unstillbar

darzustellen. Es sei jedoch darauf hingewiesen, daß dabei sowohl kasuistische wie gruppenvergleichende Analysen vorgenommen und auch Veränderungen innerhalb der Normbereiche beachtet werden müssen [14; 15]. Ein spezielles Problem stellt die Multikollinearität zahlreicher Laborparameter dar. Hier könnten Ansätze zur Konstruktion multivariater Norm- oder Referenzbereiche Abhilfe schaffen [16].

Bei jeder statistischen Auswertung sollten auch Angaben zur statistischen Genauigkeit der Häufigkeitsangaben unerwünschter Wirkungen gemacht werden. Je mehr Patienten mit einem Medikament behandelt wurden, desto größer ist das Wissen um seine unerwünschten Wirkungen. Tritt bei 1 von 100 Patienten ein bestimmtes unerwünschtes Ereignis (UE) auf, so handelt es sich bei der Häufigkeitsangabe von 1% um einen Punktschätzer. Man kann nun den Bereich schätzen, in dem mit angebbarer Wahrscheinlichkeit die wahre Rate des UEs liegt. Diesen Intervallschätzer nennt man Konfidenzintervall. Für das angeführte Beispiel liegt die wahre Häufigkeit des UE mit 99% Sicherheit zwischen 0,005 und 7,4%. Bei 10 von 1000 Fällen ist die Variationsbreite bereits auf 0,4 bis 2,3% geschrumpft. Wenn andererseits 100 Patienten behandelt wurden und keine UE aufgetreten sind, so heißt das nicht, daß keine UE existieren. Immerhin könnte die wahre UE-Rate noch zwischen 0 und 4,5% liegen. Bei 1000 Patienten ohne beobachtete UE könnte die UE-Rate immer noch mit einiger Wahrscheinlichkeit bis zu einem halben Prozent betragen.

H. Beurteilung der Ursache-Wirkungsbeziehung im Einzelfall

Wie zahlreiche Untersuchungen gezeigt haben, ist die Zuverlässigkeit und damit auch die Qualität individueller Beurteilungen des Kausalzusammenhanges zwischen Arzneimittel und unerwünschtem Ereignis bei einzelnen Patienten gering [17]. Dies hängt mit der häufig schlechten Datenlage zusammen. Zudem lassen sich aus ethischen Gründen im Rahmen der klinischen Prüfung – zu einem Zeitpunkt also, zu dem noch nicht einmal die Wirksamkeit der Substanz ausreichend belegt ist – Einzelfallexperimente zum Nachweis einer arzneimittelbedingten unerwünschten Wirkung kaum durchführen. Die in

den letzten Jahren entwickelten Entscheidungsalgorithmen leisten jedoch einen wesentlichen Beitrag zur Transparenz des Beurteilungsprozesses und erhöhen zudem dessen Zuverlässigkeit.

Die Kriterien, die in diesen Algorithmen Anwendung finden, lassen sich vier Bereichen zuordnen:
- dem unerwünschten Ereignis selbst,
- dem Erkenntnisstand in der Literatur,
- der Erfahrung des Beurteilers und
- der Vorgeschichte des Patienten.

Zu den häufig verwendeten Kriterien zählen:
- **Compliance**
  Hat der Patient das Arzneimittel überhaupt und wenn ja, **bevor** das unerwünschte Ereignis aufgetreten ist oder sich entwickelte, angewandt?
- **Zeitlicher Verlauf**
  Spricht das Intervall zwischen Arzneimittelanwendung und dem Auftreten des unerwünschten Ereignisses für das Vorliegen einer echten unerwünschten Arzneimittelwirkung?
- **Bekanntheitsgrad der UAW**
  Ist das beobachtete Ereignis als unerwünschte Wirkung des angeschuldigten Medikaments bereits gut bekannt?
- **Verhalten bei Absetzen**
  Verschwand oder schwächte sich das unerwünschte Ereignis ab, nachdem das angeschuldigte Medikament abgesetzt oder in seiner Dosis reduziert worden war?
- **Verhalten bei erneuter Verordnung**
  Trat das unerwünschte Ereignis erneut auf oder verschlimmerte sich der Zustand, nachdem das angeschuldigte Medikament erneut verordnet worden war?
- **Alternative ätiologische Erklärungen**
  Läßt sich das unerwünschte Ereignis mit dem klinischen Zustand, der Grunderkrankung, noch nicht erkannten Erkrankungen oder anderen Therapien bzw. diagnostischen Eingriffen zufriedenstellend erklären?
- **Arzneimittelspiegel**
  Erklären die in Körperflüssigkeiten oder -geweben gemessenen Arzneimittelspiegel das Ereignis?

- **Anamnese des Patienten**
  Erlitt der Patient bereits früher eine UAW unter der gleichen Therapie oder unter einer Therapie mit Arzneimitteln, die chemisch oder pharmakologisch eng verwandt sind?
- **Besondere Disposition**
  Liegt eine besondere Disposition für das Auftreten einer UAW vor, z. B. ein reduzierter oder ein vollständiger Mangel an Enzymaktivität?
- **Reaktion auf Placebo**
  Trat das unerwünschte Ereignis nach Verabreichung eines Placebos ebenfalls auf?
- **Spezifisches Antidot**
  Besserte sich das unerwünschte Ereignis, nachdem ein spezifischer pharmakologischer Antagonist verabreicht worden war?
- **Ereignismuster**
  Ist die klinische Symptomatologie typisch für eine gut bekannte UAW?
- **UAW-bedingter Therapieabbruch**
  Verursachte das unerwünschte Ereignis einen Abbruch der Therapie mit dem angeschuldigten Medikament?
- **Weitere Arzneimittel**
  Erhielt der Patient andere Arzneimittel, die die unerwünschte Reaktion erklären könnten?
- **Qualität der Evidenz**
  Wie ist die Qualität der Informationen einzuschätzen?

Dem Antwortmuster entsprechende Entscheidungsregeln führen dann zu einer Abschätzung der Wahrscheinlichkeit für das Vorliegen einer definierten unerwünschten Arzneimittel-Wirkungs-Beziehung auf Rangskalenniveau. Ein Beispiel für einen Algorithmus in Fragebogenform zeigt **Abbildung 1** [18].

Bei der Bewertung algorithmisierter Beurteilungen muß berücksichtigt werden, daß Algorithmen die Häufigkeit des höchsten Wahrscheinlichkeitsgrads systematisch unterschätzen, da die hierfür meist erforderliche Reexposition nur selten durchgeführt wird.

Abb. 1: Algorithmus zur Beurteilung einzelner UAW-Verdachtsfälle
nach Naranjo et al. (1981): Bewertung: Unerwünschte Wirkung
sicher arzneimittelbedingt: > 9 Punkte; wahrscheinlich:
8–5 Punkte; möglich: 4–1 Punkte, zweifelhaft: ≦ 0 Punkte

	ja	nein	nicht bekannt
1. Gibt es bereits schlüssige Berichte über diese Reaktion in der Literatur	+ 1	0	0
2. Trat das unerwünschte Ereignis erst auf, nachdem das angeschuldigte Arzneimittel angewendet worden war?	+ 2	− 1	0
3. Verbesserte sich das unerwünschte Ereignis, nachdem das Arzneimittel abgesetzt wurde oder ein Antidot verabreicht wurde?	+ 1	0	0
4. Trat das unerwünschte Ereignis nach erneuter Verordnung wieder auf?	+ 2	− 1	0
5. Gibt es andere Gründe, die das unerwünschte Ereignis verursacht haben könnten?	− 1	+ 2	0
6. Trat das unerwünschte Ereignis auch nach Verabreichung eines Placebos auf?	− 1	+ 1	0
7. Lag der Arzneimittelspiegel im toxischen Bereich?	+ 1	0	0
8. Zeigte das unerwünschte Ereignis eine Dosisabhängigkeit?	+ 1	0	0
9. Zeigte der Patient eine ähnliche Reaktion bereits bei einer früheren Exposition?	+ 1	0	0
10. Ließ sich das unerwünschte Ereignis in irgendeiner Weise objektivieren?	+ 1	0	0

I. Ursache-Wirkungsbeziehung bei kontrollierten Studien

Statistische Tests liefern Maßzahlen für die Wahrscheinlichkeit eines Zusammenhangs, nicht jedoch einen direkten Nachweis für das Vorliegen einer kausalen Beziehung. Dies

geht schon aus dem Modell des statistischen Tests hervor. Ob eine kausale Beziehung zwischen Arzneimittel und unerwünschtem Ereignis vorliegt, muß daher immer eigens untersucht werden. Bei diesem Beurteilungsprozeß sollten folgende Gesichtspunkte berücksichtigt werden:

– **Art der Hypothesen**
Beobachtungen, die vorab formulierte Hypothesen über das Auftreten von unerwünschten Ereignissen bestätigen, haben immer eine größere Aussagekraft als die durch hypothesenloses Suchen entdeckten statistischen Zusammenhänge, selbst wenn diese signifikant sind. Dennoch dürfen letztere im Bereich der Sicherheitstoxikologie nicht einfach unbeachtet bleiben.

– **Strukturgleichheit**
Voraussetzung für einen aussagekräftigen Vergleich ist die Strukturgleichheit der zu vergleichenden Gruppen. Optimal sind somit randomisierte Studien, gefolgt von Studien mit simultanen und mit historischen Kontrollen. Studien ohne Vergleichsgruppe weisen i.d.R. die geringste Aussagekraft aus.

– **Art der Vergleichsbehandlung**
Placebokontrollierte Studien bieten die beste Möglichkeit, das pharmakologisch bedingte UAW-Potential eines Arzneimittels zu evaluieren. Nichtbehandlung als „Vergleichstherapie" wirft häufig Probleme mit der Beobachtungsgleichheit auf. Im allgemeinen dürfte die Aussagekraft von Studien, die unterschiedliche Dosierungen prüfen, größer sein als die von Studien, die eine neue Therapie gegen eine Standardtherapie prüfen. Häufig leisten Kenntnisse über die pharmakodynamischen Eigenschaften der Substanz Hilfestellung.

– **Beobachtungsgleichheit**
Das Wissen, welche Therapie ein bestimmter Patient erhielt, kann die Beobachtung, Erfassung und Interpretation von unerwünschten Ereignissen deutlich verzerren. Deshalb zählen Angaben aus Doppelblindstudien zu den aussagestärksten. Bei Vergleichen, die nicht doppelblind durchzuführen sind, ist eine standardisierte Untersuchung und Erhebung von besonderer Bedeutung für die Aussagekraft.

– **Zeitliche Abfolge**
Die Ursache muß nachweisbar zeitlich *vor* der Wirkung
liegen. Daher muß auch geprüft werden, ob der Patient das
Arzneimittel überhaupt vor dem Auftreten des unerwünschten Ereignisses angewendet hat (Compliance). Dies mag
banal klingen, ist aber häufig gar nicht so einfach nachzuweisen. Man denke hier nur an die larvierte Depression oder
an den Fall, daß die Indikation gleichzeitig eine mögliche
UAW darstellt.

– **Stärke der statistischen Assoziation**
Je kleiner die Irrtumswahrscheinlichkeit ist und je größer
das relative Risiko, umso mehr spricht für das Vorliegen
einer kausalen Beziehung.

– **Dosis-Wirkungsbeziehung**
Der Nachweis der Dosisabhängigkeit einer unerwünschten
Wirkung spricht bei Vorliegen eines entsprechenden Reak-
tionsmechanismus für eine kausale Beziehung.

– **Konsistenz der Assoziation**
Läßt sich der Zusammenhang in verschiedenen Populatio-
nen und in verschiedenen unabhängigen Studien nachweisen, spricht dies für eine Kausalitätsannahme.

– **Biologisches Modell**
Läßt sich der vermutete Zusammenhang zwischen Arzneimittelanwendung und der unerwünschten Wirkung mit
einem biologischen Modell plausibel erklären, spricht dies
für eine Kausalitätsannahme.

Schlußbemerkung

Viele Prinzipien, die beim Nachweis einer erwünschten Wirkung in den Phasen I bis III der Arzneimittelprüfung gelten,
treffen auch für die Erfassung und Beurteilung unerwünschter
Arzneimittelwirkungen zu. Obwohl die Verfahren weitestgehend bekannt sind, wird der Erkennung unerwünschter Arzneimittelwirkungen auch vor der Zulassung noch immer zu
wenig Augenmerk geschenkt.

Literatur

1. Lemke, K., Dieterle, E.: STERN-Gespräch mit dem Präsidenten des BGA Professor Karl Überla. Stern Heft 45, 270–275 (1983)
2. Murswieck, A.: Die staatliche Kontrolle von Arzneimittelsicherheit – Ein Politikvergleich der Regulierungspraxis in den Vereinigten Staaten von Amerika und der Bundesrepublik Deutschland, S. 171. Habilitationsschrift, Heidelberg 1982
3. Hasford, J.: Methoden zur Erfassung unerwünschter Arzneimittelwirkungen. In: Grundlagen der Arzneimitteltherapie – Entwicklung, Beurteilung und Anwendung von Arzneimitteln, (W. Dölle, B. Müller-Oerlinghausen, U. Schwabe, Hrsg.), S. 281–291. Mannheim: B. I. Wissenschaftsverlag 1986
4. Hasford, J.: Der placebo-kontrollierte Versuch und die Validierung unerwünschter Ereignisse als unerwünschte Arzneimittelwirkungen. In: Das Placeboproblem, (H. Hippius, K. Überla, G. Laackmann, J. Hasford, Hrsg.), S. 37–47. Stuttgart: Gustav Fischer 1986
5. Persantin/ASS – Reinfarkt – Studiengruppe – PARIS: Persantin und Acetylsalizylsäure bei koronarer Herzkrankheit. München Med. Wschr. 122, 1761–1771 (1980)
6. Hasford, J.: Compliance. In: Klinische Pharmakologie – Grundlagen, Methoden, Pharmakotherapie, (H. P. Kuemmerle, G. Hitzenberger, K. H. Spitzy, Hrsg.), II–2.14, S. 1–10. Landsberg–München: Ecomed Verlag 1984
7. Borghi, C., Pallavini, G., Comi, D., Grillo, G., Lombardo, M., Mantero, O., Minetti, L., Selvini, A., Suppa, G.: Comparison of three different methods of monitoring unwanted effects during antihypertensive therapy. Int. J. Clin. Pharmocol. Toxicol. 22, 324–328 (1984)
8. Avery, C. W., Ibelle, B. P., Allison, B., Mandell, N.: Systematic Errors in the Evaluation of Side Effects. Am. J. Psychiat. 123, 875–878 (1967)
9. Downing, R. W., Rickels, K., Meyers, F.: Side Reactions in Neurotics: I. A Comparison of Two Methods of Assessment. J. Clin. Pharmacol. 10, 289–297 (1970)
10. Ciccolunghi, S. N., Chaudri, H. A.: A Methodological Study of Some Factors Influencing the Reporting of Symptoms. J. Clin. Pharmacol. 15, 496–505 (1975)
11. World Health Organisation (Hrsg.): WHO Handbook for Reporting Results of Cancer Treatment. Genf: WHO Offset Publication 48 (1978)
12. Projektgruppe DVM 308: Informationssystem zur Arzneimittelüberwachung – Schwerpunkt unerwünschte Arzneiwirkungen – BPT-Bericht 1/85 München: gsf 1985

13. Holm, S.: A Simple Sequentially Rejective Multiple Test Procedure. Scand. Stat. 6, 65–70 (1979)
14. Jurgovsky, E., Bethge, H., Wiemann, H.: Zur Methodik der Laborwertbeurteilung in Hinblick auf die Verträglichkeit von Arzneimitteln. In: Therapiestudien, (N. Victor, J. Dudeck, E. P. Broszio, Hrsg.), S. 478–486. Berlin: Springer 1981
15. Zentgraf, R., Nowak, H., Sommer, H.: Auswertungsstrategien für Labordaten. In: Therapiestudien, (N. Victor, J. Dudeck, E. P. Broszio, Hrsg.), S. 487–497. Berlin: Springer 1981
16. Abt. K.: Scale – independent non – parametric multivariate tolerance regions and their application in medicine. Biom. J. 24, 27–48 (1982)
17. Hasford, J.: Current Concepts for Assessing the Drug-Adverse Event Relationship and their Problems. In: Drug Safety – Progress and Controversies, (M. Auriche, J. Burke, J. Duchier, Hrsg.) S. 257–262. Paris: Pergamon Press 1982
18. Naranjo, C. A., Busto, U., Sellers, E. M., Sandor, P., Ruiz, I., Roberts, E. A., Janecek, E., Domecq, C., Greenblatt, D. J.: A Method for Estimating the Probability of Adverse Drug Reactions. Clin. Pharmacol. Ther. 30, 239–245 (1981)

Die klinische Prüfung der Phase IV

von *A. Sander*

Einleitung

Klinische Prüfungen der Phase IV sind ein wichtiges Instrument der pharmazeutischen Unternehmer zur Erfüllung ihrer Produktbeobachtungspflicht. Für die Arzneimittelsicherheit sind klinische Prüfungen der Phase IV unerläßlich, weshalb ihr Mißbrauch zu Marketingzwecken vermieden werden muß. Dazu sollen ein Definitionsversuch des Begriffes sowie die Darstellung der gesetzlichen Vorschriften und der wichtigsten Anwendungsfälle beitragen.

A. Definition

Das Gesetz zur Neuordnung des Arzneimittelrechts[1] enthält trotz mehrfacher Erwähnung der „klinischen Prüfung" keine Definition dieses Begriffes. § 22 Abs. 2 Nr. 3 AMG fordert als Voraussetzung für die Zulassung eines Arzneimittels die Vorlage der „Ergebnisse der klinischen oder sonstigen ärztlichen, zahnärztlichen oder tierärztlichen Erprobung (klinische Prüfung)". Da der Begriff **„klinische Prüfung"** hier in Parenthese angefügt wurde, ist vielfach der Rückschluß gezogen worden, diese Vorschrift enthalte eine Begriffsdefinition, und klinische Prüfungen i.S. des Arzneimittelgesetzes seien daher

---

1 Gesetz zur Neuordnung des Arzneimittelrechts vom 24. August 1976 (BGBl. I S. 2445, 2448).

2 § 42 AMG hat folgenden Wortlaut: „§ 42 Ausnahmen. Die §§ 40 und 41 finden keine Anwendung, soweit für ein Arzneimittel eine Zulassung erteilt oder es von der Zulassung freigestellt ist, es sei denn, die klinische Prüfung ist nach § 28 Abs. 3 angeordnet oder wird während des Ruhens der Zulassung nach § 30 Abs. 2 Satz 2 durchgeführt. Die §§ 40 und 41 finden ferner keine Anwendung bei Arzneimitteln im Sinne des § 2 Abs. 2 Nr. 3 und 4."

ausschließlich solche Erprobungen, die zur Vorbereitung eines Zulassungsantrages durchgeführt werden. Diese Auffassung findet im Gesetz selbst und in den Materialien keine Stütze. Im Gegenteil beweist die Existenz des § 42 AMG[2], daß es noch andere Arten klinischer Prüfungen geben muß, wie z.B. eine klinische Prüfung mit zugelassenen Arzneimitteln. Dabei handelt es sich um die klinische Prüfung der Phase IV, die in der Regel multizentrisch durchgeführt und daher auch „Feldversuch" genannt wird. Obwohl sie insofern eine Ausnahmestellung einnimmt, als sie den strengen Probanden- und Patientenschutzvorschriften der §§ 40 und 41 AMG bis auf zwei in § 42 AMG genannte Ausnahmefälle nicht unterliegt[2a], sind auch bei ihrer Durchführung bestimmte Regeln zu beachten, auf die im folgenden eingegangen wird.

Die für alle Phasen der klinischen Prüfung geltende generelle Definition[3] lautet:

„Klinische Prüfung im Sinne des Arzneimittelgesetzes ist die Anwendung eines Arzneimittels zu dem Zweck, über die Behandlung im Einzelfall hinaus nach einer wissenschaftlichen Methodik (Prüfplan) Erkenntnisse über den therapeutischen Wert des Arzneimittels zu gewinnen."

Im Hinblick auf die spezielle Situation einer Phase-IV-Prüfung ist diese Definition um den Zusatz zu ergänzen:

„Das Streben nach Erkenntnisgewinn ist in der Phase IV auf eine Vertiefung vorhandenen Wissens im Rahmen des

---

2a Die §§ 40 u. 41 AMG sollen auf Phase-IV-Prüfungen ab dem 1. Februar 1987 Anwendung finden. Allerdings hat dieser Wille des Gesetzgebers in der Neuformulierung des § 42 AMG durch das 2. AMG-Änderungsgesetz nur insoweit Niederschlag gefunden, als es sich um klinische Prüfungen mit einem zugelassenen Arzneimittel handelt, die von der Zulassungsbehörde angeordnet wurden oder die während eines von der Zulassungsbehörde verfügten Ruhens der Zulassung durchgeführt werden. Für die Mitgliedsfirmen des BPI schreibt § 21 BPI-Kodex die Beachtung der §§ 40 und 41 AMG bei jeder Phase IV-Prüfung vor.

3 Die Definition wurde von der Arbeitsgruppe „Auslegungsfragen zum 2. AMG" des Bundesverbandes der Pharmazeutischen Industrie formuliert unter Berücksichtigung des Vorschlages der Arbeitsgruppe Abgrenzungsfragen AMG des Ausschusses Arzneimittel-, Apotheken- und Giftwesen der AGLMB vom 21./22. September 1981 und der vom Ministerium für Soziales, Gesundheit und Umwelt des Landes Rheinland-Pfalz in die Verwaltungsvorschrift zur Überwachung der klinischen Prüfung vom 18. Juni 1982 (MinBl. 1982, 353) aufgenommenen Formulierung.

bestimmungsgemäßen Gebrauchs eines zugelassenen Arzneimittels gerichtet."

Das bedeutet, daß Arzneimittel innerhalb einer klinischen Prüfung der Phase IV nur unverändert – also in der zugelassenen Form – eingesetzt werden dürfen. Sie können nicht zur Erprobung neuer Anwendungsgebiete, sondern nur zur weiteren Manifestation z.B. der bekannten Anwendungsgebiete, der Erkenntnisse über Verträglichkeit, Nebenwirkungen und Wechselwirkungen verabreicht werden. Die so gewonnenen Erkenntnisse sind daher auch nicht dafür bestimmt, Grundlage eines Zulassungsantrages zu sein. Auf diese Art der klinischen Prüfung beziehen sich die nachfolgenden Ausführungen.

B. Anzuwendende Rechtsvorschriften

Die weitgehende Abkopplung der Phase-IV-Prüfungen von den Spezialvorschriften des Arzneimittelgesetzes über die Voraussetzungen klinischer Prüfungen bedeutet nicht, daß sie ohne jede gesetzliche Schranke durchgeführt werden können (s. aber Fn. 2a). Es gelten vielmehr die allgemeinen Normen des bürgerlichen und Strafrechts, wonach jede Anwendung eines Arzneimittels der Zustimmung des Betroffenen bedarf und die Zustimmung nur wirksam ist, wenn vorher eine angemessene Aufklärung über mögliche Vor- und Nachteile stattgefunden hat. Dem Begriff der „angemessenen Aufklärung" ist immanent, daß auch der Hinweis auf die Teilnahme an einer klinischen Prüfung (der Phase IV) nicht fehlen darf und sich die Zustimmung auch darauf erstrecken muß. Grundsätzlich sollten Aufklärung und Einwilligung nur von einem Arzt vorgenommen bzw. entgegengenommen werden. Es sind allerdings auch Fälle denkbar, in denen das vom Arzt festzustellende und zu verantwortende wohlverstandene Interesse eines Patienten es erforderlich macht, auf eine ausführliche Aufklärung vorläufig oder endgültig zu verzichten. Bis auf wenige Ausnahmen, in denen ein besonderes öffentliches Interesse an der Durchführung klinischer Prüfungen bejaht werden kann, sollten solche Patienten keinen Maßnahmen unterzogen werden, die über die reine Therapie hinausgehen. Zusammenfassend empfiehlt sich daher im Regelfall auch bei klinischen Prüfungen der Phase IV, die vorgenommene angemessene Aufklärung, ggf. mit Begründung, warum bestimmte

Einzelheiten (zunächst) nicht mitgeteilt wurden, und die erklärte Zustimmung dokumentatorisch zu Beweiszwecken festzuhalten.

Der Abschluß einer Probandenversicherung ist für diese Art klinischer Prüfungen gesetzlich nicht vorgeschrieben (s. aber Fn. 2a). Die Erfahrung zeigt jedoch, daß die meisten Pharmafirmen von dem Angebot der Versicherungswirtschaft Gebrauch machen und sogenannte „Analog-Probandenversicherungen" abschließen. Zwar besteht für das zu prüfende Fertigarzneimittel eine Pflichtversicherung gemäß § 94 AMG, die sämtliche auf eine Fehlerhaftigkeit des Arzneimittels zurückzuführenden Schäden abdeckt. Darüber hinaus können jedoch durch zusätzliche Untersuchungsmaßnahmen, die im Rahmen einer reinen Therapie nicht erforderlich wären, Gesundheitsschäden beim Patienten hervorgerufen werden, für welche dann die Analog-Probandenversicherung einzustehen hätte. Gleiches gilt, wenn eine kontrollierte Prüfung gegen Placebo stattfindet, da die Probandenversicherung auch Schäden abdeckt, die durch andere, bei der klinischen Prüfung verabreichte „Stoffe" verursacht werden[4].

Die bei Feldversuchen einzusetzenden Prüfpräparate sind gemäß § 10 Abs. 10 AMG mit dem Hinweis „Zur klinischen Prüfung bestimmt" zu kennzeichnen, dürfen jedoch nicht mit dem Handelsnamen versehen sein (§ 10 Abs. 10 S. 3 AMG) und können vom pharmazeutischen Unternehmer unmittelbar an den Prüfarzt abgegeben werden (§ 47 Abs. 1 Nr. 2f AMG). Unzulässig ist es daher, etwa „Ärztemuster" (Aufdruck: „Unverkäufliches Muster") bei klinischen Prüfungen der Phase IV zu verwenden. Unverkäufliche Muster sollen ausschließlich dem Arzt ermöglichen, sich über den „Gegenstand des Arzneimittels" zu informieren[5]. Daher ist die Abgabemenge

---

4 Sander, Kommentar zum Arzneimittelrecht, Anhang II, „Allgemeine Versicherungsbedingungen für klinische Prüfungen von Arzneimitteln (Probandenversicherung)", Erl. zu § 2.

5 § 47 Abs. 4 AMG lautet: „(4) Pharmazeutische Unternehmer dürfen Muster eines Fertigarzneimittels an Personen nach Absatz 3 Satz 1 nur auf jeweilige schriftliche Anforderung, in der kleinsten Packungsgröße und in einem Jahr von einem Fertigarzneimittel nicht mehr als zwei Muster abgeben oder abgeben lassen. Das Muster dient insbesondere der Information des Arztes über den Gegenstand des Arzneimittels. Über die Empfänger von Mustern sowie über Art, Umfang und Zeitpunkt der Abgabe von Mustern sind gesondert für jeden Empfänger Nachweise zu führen und auf Verlangen der zuständigen Behörde vorzulegen."

auf zwei kleinste Originalpackungen je Arzt und Jahr begrenzt. Um Abgrenzungsschwierigkeiten zu vermeiden, sind folgende Kriterien[6] bei der Durchführung von Feldversuchen zu beachten:

1. Aus den §§ 28 Abs. 3 und 42 AMG geht hervor, daß klinische Prüfungen von Fertigarzneimitteln auch nach der Zulassung des Fertigarzneimittels zulässig sind.

2. Die Vorschriften der §§ 40 und 41 AMG finden auf klinische Prüfungen der Phase IV, die auch als „Feldstudien" bezeichnet werden, grundsätzlich keine Anwendung (s. aber Fußnote 2a).

3. Fertigarzneimittel, die in Phase IV klinisch geprüft werden, müssen mit dem Hinweis versehen sein: „Zur klinischen Prüfung bestimmt" und dürfen nicht mit dem Handelsnamen gekennzeichnet sein.

4. Eine ordnungsgemäße klinische Prüfung (der Phase IV) setzt voraus, daß
   – ein Prüfplan für eine biometrische Auswertung der Ergebnisse vorhanden ist und
   – aus dem Prüfplan das Ziel der Prüfung, neue Erkenntnisse für die Sicherheit und Wirkungsweise des Arzneimittels zu gewinnen (z.B. Dosierung, Häufigkeit von Nebenwirkung), erkennbar ist und
   – eine angemessene Zahl von Prüfstellen vorhanden ist.

5. Nur wenn die unter 4. genannten Voraussetzungen erfüllt sind und die Präparate gemäß § 10 Abs. 10 AMG gekennzeichnet sind, dürfen (apothekenpflichtige) Prüfpräparate unmittelbar an Ärzte abgegeben werden. Liegen diese Voraussetzungen jedoch nicht vor, liegt in der Abgabe von angeblich zu Feldstudien bestimmten Arzneimitteln unmittelbar an Ärzte eine Verletzung der Vorschrift über die Apothekenpflicht (§ 43 Abs. 1 AMG).

Eine behördliche Überwachung der klinischen Prüfung ist im Arzneimittelgesetz ausdrücklich vorgesehen (§ 64 Abs. 1 AMG). Auch müssen klinische Prüfungen der Überwachungsbehörde angezeigt werden (§ 67 Abs. 1 u. 4 AMG). Wesentliche Teile der pharmazeutischen Industrie haben sich mit den Landesbehörden dahingehend geeinigt, daß in den Pharmaun-

---

6 Empfehlungen von Arbeitsausschüssen des Bundesverbandes der Pharmazeutischen Industrie e. V.

ternehmen bestimmte Unterlagen zur Verfügung gehalten werden, die den Überwachungsbeamten eine Beurteilung der ordnungsgemäßen Durchführung klinischer Prüfungen ermöglichen, so daß Überwachungsmaßnahmen bei Ärzten und in Krankenhäusern nur in Ausnahmefällen stattfinden[7].

C. Anwendungsfälle

Die Durchführung klinischer Prüfungen der Phase IV kann von den Zulassungsbehörden durch Auflage gemäß § 28 Abs. 3 AMG angeordnet werden, wenn ein Arzneimittel „einen großen therapeutischen Wert hat und deshalb ein öffentliches Interesse an seinem unverzüglichen Inverkehrbringen besteht, jedoch für die umfassende Beurteilung des Arzneimittels noch wichtige Angaben erforderlich sind". Die zunächst nur vorläufig beurteilbaren Nachweise zur Wirksamkeit und Unbedenklichkeit des Arzneimittels müssen dann durch weitere Studien vertieft werden. Da eine Zulassung des Arzneimittels für bestimmte Indikationsgebiete jedoch vorliegt und die weitere Erprobung diese lediglich erhärten, nicht aber erweitern soll, sind die zusätzlichen Prüfungen unter Phase IV zu subsumieren[8].

Für Arzneimittel, die gemäß § 49 AMG der automatischen Verschreibungspflicht unterliegen, hat der Pharmaunternehmer zwei Jahre nach Unterstellung des Inhaltsstoffes unter die automatische Verschreibungspflicht einen Erfahrungsbericht vorzulegen (§ 49 Abs. 6 AMG). Darin sollen u. a. „neue Erkenntnisse über Wirkungen, Art und Häufigkeit von Nebenwirkungen, Gegenanzeigen und Wechselwirkungen mit anderen Mitteln" dargestellt werden. Obwohl aus der Berichtspflicht kein Zwang zur Durchführung klinischer Prüfungen der Phase IV resultiert, können Erfahrungsberichte an Aussagekraft gewinnen, wenn sie Ergebnisse solcher Prüfungen enthalten. Das gleiche gilt für Berichte der pharmazeutischen Unternehmer, die ihnen die Zulassungsbehörde im Zusam-

---

7 Diese Regelung ist in verschiedenen Ländererlassen niedergelegt, u. a. demjenigen des Ministeriums für Arbeit, Gesundheit und Sozialordnung Baden-Württemberg vom 12. Juni 1981, abgedruckt bei Sander, a. a. O., Anhang II.
8 Siehe Sander, a. a. O., Erl. 11 zu § 28 AMG.

menhang mit der turnusgemäßen Verlängerung der Zulassung nach jeweils fünf Jahren abverlangen kann (§ 31 Abs. 2 Satz 3 AMG). Schließlich wird sich ein pharmazeutisches Unternehmen, dem Anhaltspunkte für neue Aspekte der Wirksamkeit oder Unbedenklichkeit seines Arzneimittels vorliegen, zur Erfüllung seiner Sorgfaltspflichten veranlaßt sehen können, von sich aus eine klinische Prüfung der Phase IV durchzuführen.

Keine klinischen Prüfungen i. S. des AMG sind Beobachtungsstudien (Drug Monitoring). Ihnen liegt kein Prüfplan zugrunde und es gibt keine Ein- und Ausschlußkriterien. Allein ausschlaggebend für die Anwendung des Arzneimittels ist die therapeutische Notwendigkeit. Die dabei anfallenden Erkenntnisse werden vom Arzt (für den pharmazeutischen Unternehmer schriftlich) festgehalten. Er läßt sich „über die Schulter sehen". Das Ausfüllen eines Fragebogens durch den Arzt kann vom pharmazeutischen Unternehmer angemessen honoriert werden; die Erstattung der ärztlichen Leistungen und der Arzneimittel durch die Krankenkassen unterliegt den allgemeinen RVO-Kriterien (Literatur: Richter, Granitza, „Was ist Drug Monitoring?", Diagnostik 18 [1985] Nr. 3, S. 29, MVV Medizin Verlag GmbH München).

Klinische Prüfung bei Kindern

von *E. Gladtke*

Einleitung

Bei der klinischen Prüfung von Arzneimitteln ergeben sich bei
Kindern rechtlich, psychisch und methodisch einige Besonderheiten, die beachtet und bedacht werden müssen. Über die
ethische Seite ist viel und kontrovers diskutiert worden, zumal
sich zu rechtlichen[1] und psychischen Fragen eine zum Teil
erhebliche Überlappung ergibt.

Noch seltener dürfte der Fall eintreten, daß ein sehr wirksames
Medikament während eines Behandlungsfalles zugelassen
wird, daß es also zu Beginn der Erkrankung nicht angewendet
werden darf, es sei denn zu Prüfzwecken mit allen Restriktio-
nen, und daß es später dann fehlerhaft sein könnte, es nicht zu
verordnen, wenn es als wirksam von der Behörde zugelassen
ist.

Es ist Gewohnheit geworden, neue Produkte erst dann bei
Kindern zu prüfen, wenn Phase zwei der Prüfung bei Erwachsenen abgeschlossen ist. Der Nachteil dieses Vorgehens ist an
der Gebrauchsinformation abzulesen: bei Kindern erst anwenden, wenn genügend Erfahrungen vorliegen, oder ähnliche
Formulierungen. Man hat dann bereits Erfahrungen über
Wirkung, Dosierung usw. bei Erwachsenen vorliegen und
kann langsam von größeren Kindern, die sich vor allem im
pharmakokinetischen Verhalten kaum vom Erwachsenen unterscheiden, zu kleinen Kindern übergehen. Man kann bei in
dieser Weise bereits bei Erwachsenen erprobten Medikamenten auf einen schriftlichen Konsens der Eltern verzichten, ein
mündliches Einverständnis genügt, wenn der Arzt es schriftlich in seinen Unterlagen festhält.

Bei ausschließlich oder überwiegend bei Kindern einzusetzen-

---

1 Zur rechtlichen Problematik s. Hasskarl/Kleinsorge.

den Arzneimitteln, z. B. bei Impfstoffen, Mitteln zur Rachitis-
prophylaxe und ähnlichen, die nicht an Erwachsenen geprüft
werden, muß die schriftliche Zustimmung selbstverständlich
nach entsprechender Aufklärung verlangt werden.

Das Einholen des Konsens verlangt einige Überlegungen. Die
Zustimmung der Eltern zur Teilnahme des Kindes an einer
Prüfung wird leichter zu erhalten sein, wenn die Erkrankung
sehr ernst ist, das Medikament bei Erwachsenen erprobt ist
und die Wahrscheinlichkeit eines Therapieerfolges besteht.
Die Zustimmung wird schwerer zu erhalten sein, wenn
zahlreiche zusätzliche Untersuchungen, Blutentnahmen usw.
dem Kind zugemutet werden müssen.

A. Die psychische Situation

Der Arzt, der ein neues Arzneimittel im Rahmen einer Prüfung
bei einem kranken Kind einsetzen will, muß Nutzen und
Risiken sowohl der Prüfung bei diesem Patienten als auch des
Nicht-Einbeziehens des Patienten in die Prüfung genau über-
denken, den Eltern darstellen, eventuell auch dem Kind zu
erklären versuchen. Das kann der Arzt nur, wenn er eine klare
Einstellung zur Situation und ein ungestörtes Patienten- bzw.
Eltern-Arzt-Verhältnis hat aufbauen können.

Er muß den Eltern z. B. notwendige zusätzliche Blutentnah-
men, Urinsammelperioden verständlich machen und klar zum
Ausdruck bringen, daß diese Untersuchungen bzw. deren
Ergebnisse der Sicherheit ihres Kindes dienen, daß sie aber
auch zur Ermittlung der Dosierungsempfehlung für andere
Kinder verwendet werden.

Die Mitarbeit von Eltern und Kindern und auch von vernünf-
tig motiviertem Pflegepersonal zu erhalten, ist ein psychologi-
sches Problem.

Ist den Eltern der Nutzen für ihr Kind nicht einsehbar, haben
sie etwa Sorge, daß ihr Kind als Versuchsobjekt mißbraucht
wird, kann man Konsens und Mitarbeit nicht erlangen. Wer
ohne Bedenken sich selber zur Verfügung stellen würde, wird
beim eigenen Kind die Zustimmung sehr viel eher verweigern.
Andererseits, auch dieser Fall kommt gerade bei chronischen
und bei lebensbedrohenden Krankheiten immer wieder vor,
haben Eltern sensationell aufgemachte Berichte über soge-

nannte neue Therapiemöglichkeiten aus der Regenbogenpresse entnommen, die sich auf Tierversuche oder heroische Einzelversuche stützen, und erheischen nun das gleiche, nicht erprobte, oft riskante Vorgehen bei ihrem Kind. Oder sie wünschen zusätzlich eine sogenannte alternative Therapie. Es gehört häufig viel Geduld, Verständnis und Takt dazu, ihnen kostspielige Unsinnigkeiten auszureden oder je nach Lage der Dinge sie auch als zusätzliche Maßnahmen zu dulden.

Die Aufklärung der Kinder hat entsprechend ihrem Verständnis zu erfolgen. Man darf ihr Verständnis nicht überfordern, aber man darf vor allem auch größere Kinder nicht wie völlig unmündige Wesen behandeln. Die zivilrechtlichen Grenzen von 14, 16 und 18 Jahren können Anhaltspunkte geben, die sogenannte eingeschränkte und auch bedingte Geschäftsfähigkeit sind aber hier nicht entscheidend oder nicht alleine verbindlich.

B. Methodische Probleme

Zur Dosierungskontrolle sind meist Konzentrationsbestimmungen im Blut und Harn erforderlich. Die notwendigen Blutmengen sind so klein wie irgend möglich zu halten, um die Homöostase nicht zu stören und schließlich keine Anämie zu erzeugen. Ein Kind hat pro Kilogramm Körpergewicht günstigenfalls maximal eine Blutmenge von 100 ml. Mehrere Entnahmen von 5 oder 10 ml beeinträchtigen einen 3 Kilogramm schweren Säugling schon merklich. Die Harnentleerung läßt sich von außen auch nicht steuern, Verluste sind kaum zu vermeiden.

Moderne chemisch-analytische Verfahren haben der klinischen Pharmakologie wesentliche Fortschritte gebracht. Gaschromatographie, Hochdruckflüssigkeitschromatographie, Radioimmunassay usw. sind nicht mehr wegzudenken. Aber auch die Überprüfung der Richtigkeit von Clearanceverfahren aus kurzen Zeitspannen, die Verwendbarkeit von Kapillarblut und dergleichen gehören hierher. Einige zunächst als Screeningmethoden gedachte, nur halbquantitative Verfahren wie Analysen aus einem auf Filterpapier aufgefangenen Blutstropfen oder auch aus Speichelproben werden zur Zeit auf ihre Anwendbarkeit in großem Stil mit wechselndem Erfolg untersucht.

Ein Umstand, an den häufig bei der Versuchsplanung nicht gedacht wird, ist die Festlegung der Zeit einer Blutentnahme: Säuglinge und Krabbelkinder haben oft sehr ungünstige Gefäßverhältnisse, so daß eine Blutentnahme durch Abtropfenlassen aus einer kleinen peripheren Vene durch eine kleinkalibrige Kanüle mehrere Minuten oder gar, mit Suchen einer Vene, Viertelstunden dauern kann. Erwiesenermaßen ergibt die Mitte der Entnahmezeit etwa den vernünftigen Zeitwert. Bedacht wird auch nicht, daß eine Blutentnahme z. B. während des Stillvorgangs schier unmöglich ist, und vieles andere mehr.

Um einem unwilligen Kind Blut zu entnehmen, und auch das muß eingeplant werden, ist mindestens eine Hilfsperson nötig. Eltern sind meist ungeeignet, auch wenn sie zur Mitarbeit bereit sind.

C. Das ethische Problem

Schließlich seien noch einige Bemerkungen zum ethischen Problem angeführt. Wenn der Arzt überzeugt ist, mit einem neuen Medikament seinem Patienten helfen zu können, diese Überzeugung begründet oder sie begründbar ist, wenn die Konzentrationskontrollen im Blut und evtl. auch Harn auch der Therapiekontrolle bei diesem Patienten dienen, dürften keine ethischen Probleme auftreten, wenn die Belastungen für das Kind in zumutbaren Grenzen bleiben.

Schwieriger wird es, wenn an eine randomisierte Studie oder gar an einen Doppelblindversuch gedacht wird. Randomisierte Studien lassen sich bei genügender Aufklärung der Eltern durchführen, bei Leukämieprotokollen wird dies z.B. in Zusammenarbeit mehrerer Kliniken erfolgreich durchgeführt. Man bedenke aber die Zweifel und Vorwürfe der Eltern und auch des Arztes, wenn bei Zuordnung zweier Kinder zu verschiedenen Schemata das eine Kind überlebt und das andere nicht, hier wird unser psychisches Empfinden oft erheblich überstrapaziert, aber nur so ist Fortschritt möglich. Und nochmals: Unkundige, die Eltern, sollen gegenüber einem Kundigen, dem Arzt, über einen Unmündigen rechtswirksam entscheiden, eines der größten menschlich-ethischen Probleme.

Der zur Forschung aufgerufene Arzt steht vor dem Dilemma,

individuelle Eingriffe nur dann vornehmen zu können, wenn diese zum unmittelbaren individuellen Nutzen des Probanden beitragen. Dieses Prinzip wird von einigen Autoren strikt verfochten, während andere und auch wir eine minimale Belästigung, Beeinträchtigung und ein kalkulierbares Risiko für akzeptabel halten, sofern der übergeordnete Allgemeinnutzen bei weitem überwiegt. Diese Ansicht unterstreicht die Forderung der Deklaration von Helsinki:

> „Der Arzt muß bei der Behandlung eines Kranken die Freiheit haben, neue diagnostische und therapeutische Maßnahmen anzuwenden, wenn sie nach seinem Urteil die Hoffnung bieten, das Leben des Patienten zu retten, seine Gesundheit wiederherzustellen oder seine Leiden zu lindern."

Invasive Herzdiagnostik, Herzchirurgie, Intensivtherapie Neu- und Frühgeborener, Therapie der Leukämie und vieles andere mehr wären ohne Anwendung dieses Prinzips nicht zum heutigen Stand gelangt. Der Arzt hat die Pflicht, nach neuen Wegen in der Bekämpfung von Krankheit und Leid zu suchen, auch wenn dies unabdingbar mit einem Wagnis verbunden ist.

Bei allen Vorgehen, die mit der Prüfung von Arzneimitteln zu tun haben, ist zu bedenken, daß Ethik, vor allem die spezifisch ärztliche Ethik, und geltendes Recht nicht deckungsgleich sind. Es sollte deshalb mit den Eltern ausführlich darüber gesprochen werden, daß der geplante Vorstoß in Neuland erfolgversprechend zu sein scheint. Mit den Eltern des Kindes darüber zu sprechen, daß man etwas Neues einsetzt und den Einsatz kontrollieren möchte, und den Konsens nach Diskussion aller Zweifel einzuholen, ist rechtlich richtig. Die Überzeugung, dem Kind helfen zu können, ist aus ärztlicher Sicht wichtig. Wenn beides zusammentrifft, ist das ethische Problem lösbar.

Versicherungsrechtliche Aspekte bei der klinischen Prüfung von Arzneimitteln

von *Axel Granitza*

Einleitung

Im folgenden wird versucht, für denjenigen, der eine klinische Prüfung durchführt, die wichtigsten, sich aus § 40 Abs. 1 Ziff. 8 und § 40 Abs. 3 AMG ergebenden rechtlichen Fragen in Zusammenhang mit der Probandenversicherung darzustellen. Ferner werden die einheitlich geltenden Probanden-Versicherungsbedingungen dargestellt. Des weiteren wird untersucht, inwieweit sich ein über die Probandenversicherung hinausgehendes Schutzbedürfnis für den Patienten bzw. Probanden bei der Durchführung von klinischen Prüfungen ergibt.

A. Die speziellen Haftungsbestimmungen des AMG

Das Arzneimittelgesetz vom 24. 8. 1976 (BGBl. I S. 2445), im folgenden AMG genannt, hat neue Maßstäbe für die außervertragliche Haftung für eine spezifische Produktgruppe gesetzt. Es hat die Arzneimittel von allen übrigen Produkten haftungsrechtlich getrennt und vom Verschuldensprinzip und damit vom allgemeinen Deliktsrecht des BGB ausgenommen.
Aus § 84 AMG ergibt sich nun, daß die allgemeinen Haftungsbestimmungen des AMG für Arzneimittel gelten, die der Pflicht zur Zulassung unterliegen oder durch Rechtsverordnung von der Zulassung befreit worden sind. Damit wird auf § 21 AMG verwiesen, der im einzelnen bestimmt, wann Arzneimittel zulassungspflichtig sind. Aus § 21 Abs. 2 Nr. 2 AMG ergibt sich aber, daß Arzneimittel, die zur klinischen Prüfung bei Menschen bestimmt sind, nicht zulassungspflichtig sind.
Obschon es hier Abgrenzungsprobleme gibt, auf die im folgenden noch einzugehen ist, bleibt also zunächst festzuhal-

ten, daß die neuen Haftungsbestimmungen des AMG nicht auf die vor einer Zulassung liegende klinische Prüfung von Arzneimitteln anwendbar sind.

Es wäre nun aber in der Tat ein merkwürdiges Ergebnis, wenn das Gesetz die Verbraucher von zugelassenen, d. h. erprobten Medikamenten besser stellen würde als diejenigen, die an einer Arzneimittelerprobung teilnehmen, selbst wenn man berücksichtigt, daß die klinische Prüfung von vielen Fachleuten als eine besonders sichere Phase der Arzneimittelanwendung angesehen wird, weil die Anwendung kontrolliert erfolgt.

Von einer schlechteren Rechtsposition der Teilnehmer an einer klinischen Prüfung kann jedoch nicht gesprochen werden. Nur sieht das AMG für die klinische Prüfung eine rechtlich anders zu qualifizierende Lösung vor als § 81 AMG für die zugelassenen Arzneimittel.

B. Rechtsnatur der Probandenversicherung, Adressat der Vorschriften

Die Vorschriften über Versicherung und Haftung sind allerdings auch für den Juristen noch immer recht unübersichtlich. Mediziner und Juristen, die mehr Klarheit gewinnen wollen, müssen sich leider zunächst durch das Dickicht von Definitionsfragen und Auslegungsproblemen des AMG und durch versicherungsrechtliche Probleme hindurcharbeiten. Das sei im Nachfolgenden versucht.

Ausgangspunkt unserer Betrachtung sind die versicherungsrechtlichen Vorschriften des § 40 Abs. 1 Nr. 8 und § 40 Abs. 3 AMG. Danach muß für den Fall, daß bei der Durchführung der klinischen Prüfung ein Mensch getötet oder der Körper oder die Gesundheit eines Menschen verletzt wird, eine Versicherung abgeschlossen werden, die auch Leistungen gewährt, wenn kein anderer für den Schaden haftet. Die Versicherung muß zugunsten der von der klinischen Prüfung betroffenen Person bei einem in der Bundesrepublik zugelassenen Versicherer genommen werden. Ihr Umfang muß in einem angemessenen Verhältnis zu den mit der klinischen Prüfung verbundenen Risiken stehen und für den Fall des Todes oder der dauernden Erwerbsunfähigkeit mindestens DM 500 000,– betragen. Soweit aus der Versicherung geleistet wird, erlischt ein Anspruch auf Schadensersatz.

§ 40 Abs. 1 Nr. 8 AMG etabliert also für die klinische Prüfung die Pflicht zur Schaffung eines Versicherungsschutzes. Der Proband, das ist nach der Systematik des Gesetzes der Gesunde, der an einer klinischen Prüfung teilnimmt oder der an einer klinischen Prüfung beteiligte Patient sollen also einen Anspruch auf eine Versicherung haben, unabhängig davon, ob jemand haftet oder nicht; d.h. unabhängig davon, ob Sorgfaltspflichten etwa des Arztes oder Herstellers, die zu einer Verschuldenshaftung führen, verletzt sind oder nicht. Der § 40 AMG ist also keine Haftungsnorm, sondern ein Gebot zur Schaffung von Versicherungsschutz auch für den Fall, daß nicht gehaftet wird[1].

Die Versicherung muß abgeschlossen werden bei einem in der Bundesrepublik zugelassenen Versicherungsunternehmen. Die für die Durchführung des Arzneimittelgesetzes zuständigen Landesbehörden überwachen die Einhaltung der entsprechenden Vorschriften. (Die 2. AMG-Novelle vom 16. 8. 1986 hat die Überwachungstätigkeit der Landesbehörden durch die ausdrückliche Erwähnung der klinischen Prüfung in § 64 AMG auf eine einwandfreie Rechtsgrundlage gestellt.)

Das Gesetz formuliert nun aber nicht klar, wer die Versicherung abzuschließen hat. In § 96 Nr. 10 AMG wird lediglich Strafe für den Fall angedroht, daß jemand die klinische Prüfung ohne die Versicherung durchführt. Das Gesetz kennt also einen die klinische Prüfung Durchführenden, der sogar strafbar werden kann. An anderer Stelle (§ 40 Abs. 1 Nr. 4 AMG) erwähnt es den Leiter der klinischen Prüfung, ohne jeweils diese Begriffe zu definieren. Nun wird z.B. der an einer klinischen Prüfung beteiligte niedergelassene Arzt – insbesondere wenn er neben einer Vielzahl anderer Ärzte an dieser Prüfung beteiligt ist – in den seltensten Fällen Leiter der klinischen Prüfung sein (der Leiter dürfte in diesem Fall in der Regel ein Arzt in dem Unternehmen sein, das das Prüfarzneimittel zulassen will). Aber es könnte durchaus sein, daß das Gesetz den Arzt als denjenigen ansieht, der die klinische Prüfung im Sinn der Strafvorschrift des § 96 AMG durchführt. Gemeint könnte auch der pharmazeutische Unternehmer sein.

---

1 (Vgl. auch Aufsatz in Festschrift für H. Weitnauer „Privatautonomie, Eigentum u. Verantwortung", dort „Haftung u. Versicherungsfragen in Zusammenhang mit der klinischen Prüfung von Arzneimitteln", Verlag Duncker & Humblot, 1980).

Schon aus Vorsicht hat so der niedergelassene Arzt wie auch jeder Arzt, der in einem Krankenhaus prüft, m. E. ein direktes Interesse daran, sich Gewißheit über das Bestehen einer Probandenversicherung zu verschaffen. Er wird vom pharmazeutischen Unternehmer in der Regel den Abschluß einer solchen Versicherung erwarten, wenn er für diesen eine Arzneimittelprüfung vornimmt. Er wird sich andererseits selber um eine solche Versicherung kümmern müssen, wenn er – sicher nur in Ausnahmefällen – eine eigene klinische Prüfung veranstaltet, sich also z. B. nicht im Rahmen des Prüfplans (den der Prüfauftrag definiert) eines pharmazeutischen Unternehmens bewegt. In jedem Fall sollte er Klarheit über das Bestehen der Probandenversicherung vor Beginn der Prüfung haben.

C. Über §§ 40/41 AMG hinausgehendes Schutzbedürfnis

Bevor jedoch der Arzt die Frage nach dem Bestehen einer Probandenversicherung überhaupt sinnvoll stellen und gegebenenfalls erkennen kann, ob eine versicherungsrechtliche Lücke besteht, muß er seine Tätigkeit richtig den Bestimmungen des Arzneimittelgesetzes zuordnen und erkennen, ob § 40 AMG, d. h. die Versicherungspflicht überhaupt anwendbar ist. Der prüfende Arzt kann z. B. zunächst davon ausgehen, daß eine Arzneimittelprüfung in der ärztlichen Praxis auch als klinische Prüfung, für die § 40 AMG gilt, anzusehen ist. Der Ausdruck „klinische Prüfung" bezeichnet eine Methode. Er bedeutet nicht, daß die Prüfung in einer Klinik stattfinden muß. Das ergibt sich schon aus der Teildefinition des § 22 Abs. 2 Nr. 3 AMG.

Der prüfende Arzt kann davon ausgehen, daß alle drei Phasen der klinischen Prüfung unter § 40 AMG und damit unter die Pflicht zum Abschluß der Probandenversicherung fallen. D. h. z. B., daß Patienten, die an einer Phase-III-Prüfung teilnehmen, in den Genuß eines besonderen Versicherungsschutzes kommen müssen, eines spezifischen Schutzes, den die übrigen Patienten des gleichen Arztes nicht genießen (freilich dürfte für letztere in der Regel die ärztliche Berufshaftpflicht, allerdings nur bei Sorgfaltspflichtverletzungen, Schutz gewähren).

Andererseits besteht nicht für jede Tätigkeit, die der mit der Auslegung des AMG weniger vertraute Arzt als klinische Prüfung im Sinn der §§ 40 und 41 AMG ansehen mag, eine Pflicht und damit oft auch eine Möglichkeit zum Abschluß einer Probandenversicherung.

Keine klinische Prüfung ist selbstverständlich die Anwendung eines Arzneimittelmusters zum Zwecke der Erprobung im Einzelfall (früher d. h. vor der 2. AMG-Novelle im Sinne des § 47 Abs. 3 AMG alter Fassung). Hier gilt wie für jeden anderen therapeutischen Einsatz eines Arzneimittels die normale ärztliche Berufshaftpflicht.

Keine Versicherungspflicht besteht aber m. E. auch gemäß § 42 AMG, wenn ein bereits zugelassenes Arzneimittel z. B. auf das Auftreten bestimmter Nebenwirkungen hin geprüft wird. § 40 AMG, d. h. u. a. die Pflicht zum Abschluß einer Probandenversicherung findet ja keine Anwendung, soweit für ein Arzneimittel eine Zulassung erteilt ist oder es von der Zulassung befreit ist und bei Arzneimitteln im Sinne des § 2 Abs. 2 Nr. 3 und 4 AMG. Auch wenn also etwa nach dem AMG ein als zugelassen geltendes (Alt-) Arzneimittel reevaluiert wird, gilt § 40 AMG nicht. (Die Hauptversammlung des Bundesverbandes der Pharmazeutischen Industrie hat am 4. 6. 1987 aus politischen Gründen beschlossen, den die Mitgliedsfirmen verpflichtenden Kodex dahingehend zu ändern, daß auch für Phase-IV-Prüfungen die §§ 40/41 entsprechend gelten, d. h. auch die Versicherungspflicht. Dies ist übrigens auch die Meinung der betroffenen Überwachungsbehörden.)

Für Prüfungen eines zugelassenen Arzneimittels mit dem Ziel von Änderungen im Rahmen des Zulassungsumfanges gilt § 40 AMG ebenfalls nicht, d. h. nicht bei Änderungen der Dosierung oder der Zusammensetzung der nichtwirksamen Bestandteile. Wohl aber gilt § 40 AMG und damit die Pflicht zum Abschluß einer Probandenversicherung, wenn ein bereits zugelassenes Arzneimittel in der Zusammensetzung seiner wirksamen Bestandteile geändert werden soll, wenn seine Darreichungsform geändert werden soll oder wenn seine Indikationen erweitert werden sollen (vgl. § 29 Abs. 3 AMG). In den oben erwähnten Fällen der Prüfung eines zugelassenen Arzneimittels im Rahmen des Zulassungsumfanges dürfte sich aber der Abschluß einer Probandenversicherung in der Regel empfehlen, nicht nur um etwaige Schäden des zu prüfenden Arzneimittels abzudecken, sondern auch um Schutz bei sonsti-

gen, mit der Prüfung zusammenhängenden Maßnahmen zu erreichen. Ein Versicherungsbedürfnis seitens des prüfenden Arztes besteht auch, wenn in einem besonderen Fall einer Prüfung, für die § 40 AMG gilt, eine Sorgfaltspflichtverletzung des Prüfarztes behauptet wird und beispielsweise ein geschädigter Patient Schmerzensgeld verlangt, das nicht durch die Probandenversicherung gedeckt ist. Schon deshalb empfiehlt es sich für den an einer klinischen Prüfung teilnehmenden Arzt, Erkundigungen über den Umfang seiner Berufshaftpflicht einzuholen und insbesondere sicherzustellen, daß diese auch klinische Prüfungen mit abdeckt. Die meisten Versicherungsgesellschaften legen m. E. die ärztliche Berufshaftpflichtversicherung im Sinne einer solchen Deckung richtig aus. Insbesondere wenn der Arzt erst in Phase III einer klinischen Prüfung eingeschaltet ist, d. h., zugleich therapeutisch tätig ist, sollten sich in der Regel keine Zweifel ergeben.

Zu dieser Frage hat sich die Deutsche Ärzteversicherung in einer Publikation im April 1976 geäußert, in der es u. a. heißt[2]:

> „Maßgebend für eine ins einzelne gehende Festlegung des Umfangs der Haftpflichtversicherung des Arztes ist also der Umfang der ausgeübten ärztlichen Tätigkeit, zu dessen Bestimmung Aspekte von der Art berücksichtigt werden müssen, welcher medizinischen Fachrichtung der Arzt angehört, ob der Arzt freiberuflich, in einem Dienst- oder Anstellungsverhältnis tätig ist, ob er stationär oder ambulant oder stationär und ambulant behandelt.
>
> Unabhängig von diesen Gesichtspunkten muß jedoch festgehalten werden, daß das ärztliche Berufsbild nicht allein durch die Anwendung bereits bekannter medizinischer Grundsätze geprägt wird, sondern auch durch die Verpflichtung, beobachtend und forschend zur Weiterentwicklung der medizinischen Wissenschaft beizutragen. Eine klinische Erprobung von Arzneimitteln durch den Arzt ist daher sicherlich eine dem ärztlichen Berufsbild immanente Tätigkeit. Konsequenterweise ist diese ärztliche Tätigkeit auch durch den Haftpflichtversicherungsvertrag des Arztes mitumfaßt, und zwar unabhängig von der Frage, ob die Neuordnung des Arzneimittelrechts so, wie vorgesehen, kodifiziert wird. Diese Auffas-

2 MB (Marburger Bund), Der Arzt 1976, Heft 4, S. 1–2.

sung wird auch von einer Vielzahl von Versicherern vertreten. Eine vorsorgliche Rückfrage des versicherten Arztes bei seinem jeweiligen Haftpflichtversicherer zur Klarstellung dieses Punktes dürfte sich jedoch in jedem Falle empfehlen."

In der Publikation ist auch auf die Notwendigkeit hingewiesen, eine ausreichende Deckungssumme zu versichern.

Hinzuweisen ist auch darauf, daß es in einigen Fällen den pharmazeutischen Unternehmen gelungen ist, für Fälle von Sorgfaltspflichtverletzungen ihre Betriebshaftpflicht zugunsten der Prüfärzte auszuweiten.

Zusammenfassend dazu kann m.E. wohl gesagt werden: Obschon in Einzelfällen bei klinischen Prüfungen eines prüfenden Arztes noch ein zusätzliches Versicherungsbedürfnis besteht, ist dieses Problem doch durch die obligatorische Probandenversicherung, die in der Regel vom pharmazeutischen Unternehmen abgeschlossen wird, weitgehend entdramatisiert worden. Wichtig ist für den Arzt aber, daß er sich im Rahmen des Prüfplanes bewegt. Nur für eine im konkreten Fall definierte Prüfung gilt die Probandenversicherung, die vom pharmazeutischen Unternehmer bereitgestellt wird. Prüft der Arzt ein nicht zugelassenes Arzneimittel, z.B. nach Erfüllung eines Prüfauftrages, aus eigenem Interesse weiter oder mit einer neuen Fragestellung, muß er sich selbst um die Probandenversicherung bemühen.

D. Die Probandenversicherungsbedingungen

Nun zu den Probandenversicherungsbedingungen selbst, soweit sie für den Arzt von Interesse sind. Sie sind im Anhang abgedruckt.

Der Probandenversicherung liegen Versicherungsbedingungen zugrunde, die von allen Versicherungsgesellschaften, die solche Versicherungen abschließen, einheitlich gehandhabt werden. Sie sind vom Bundesaufsichtsamt für das Versicherungswesen genehmigt. Sie beruhen auf einer gemeinsamen Ausarbeitung des HUK-Verbandes und des Bundesverbandes der Pharmazeutischen Industrie.

Wie alle Versicherungen unterliegt natürlich auch die Probandenversicherung gewissen Begrenzungen, beispielsweise

hinsichtlich der Höhe der Versicherungssumme oder in Form von Ausschlußtatbeständen. So sind DM 500 000,– die Höchstleistung je versicherte Person. Für die klinische Prüfung eines Arzneimittels stehen maximal DM 30 Mio. zur Verfügung, wenn über 3000 Personen an der Prüfung beteiligt sind (DM 20 Mio. bei 1 000 bis 3 000 Personen und DM 10 Mio. bis zu 1 000 Personen), und jährlich sind maximal DM 50 Mio. für alle klinischen Prüfungen eines Versicherungsnehmers verfügbar (vgl. § 6 Probandenversicherungsbedingungen). Ausgeschlossen vom Versicherungsschutz sind z.B. – wie bei anderen Versicherungen auch – genetische Schäden oder Schäden, die später als drei Jahre nach Abschluß der beim Versicherten durchgeführten klinischen Prüfung aufgetreten sind (vgl. im einzelnen § 3 und § 4 Abs. 3 der Probandenversicherungsbedingungen).

Ohne solche Begrenzungen wäre eine Versicherung nicht realisierbar gewesen, und das Gesetz verpflichtet ja auch nur dazu, daß der Umfang der Versicherung in einem angemessenen Verhältnis zu den mit der klinischen Prüfung verbundenen Risiken stehen muß. So dürfte im Normalfall der klinischen Prüfung kein unversicherter Bereich offenbleiben. In ganz besonderen Ausnahmefällen kann man – wenn ein Verschulden bei der Schadensverursachung vorliegen sollte – wieder an die Betriebshaftpflichtversicherung als Subsidiärversicherung denken (s. o.).

Die Probandenversicherung soll im übrigen zum Ersatz eines etwa entstandenen Schadens führen (ohne Schmerzensgeld). Sie stellt nicht pauschale Summen – wie beispielsweise eine Unfallversicherung – zur Verfügung.

Wichtig für den prüfenden Arzt ist auch der § 2 der Probandenversicherungsbedingungen. Danach fallen unter den Versicherungsschutz auch Gesundheitsschädigungen durch Maßnahmen, die an dem Körper des Versicherten in Zusammenhang mit der klinischen Prüfung des Arzneimittels durchgeführt werden. Wenn also ein Schaden durch eine Injektion, durch eine diagnostische Maßnahme oder ähnliches im Rahmen der klinischen Prüfung auftritt, ist dieser mitversichert. Ebenso besteht Versicherungsschutz, wenn ein Schaden bei einer klinischen Prüfung nicht von dem zu prüfenden Arzneimittel selbst, sondern von einem in der Kontrollgruppe eingesetzten Standardarzneimittel ausgelöst wird.

Leider bringen nun die Probandenversicherungsbedingungen –

eigentlich schon die Versicherungsregelung des neuen Arzneimittelgesetzes – auch eine weitere Bürokratisierung mit sich.
Die Flut des Papiers kann dabei auch nicht ganz um den
prüfenden Arzt herumgeleitet werden, selbst wenn man von
den ihm sowieso schon bekannten auszufüllenden Prüfbögen
und den sonstigen Unterlagen, die er nach § 40 AMG (vgl.
etwa § 40 Abs. 1 Nr. 7) erhält, absieht.

So muß der Versicherungsnehmer, d. h. in der Regel das
pharmazeutische Unternehmen, den Prüfarzt nach § 11 der
Probandenversicherungsbedingungen dazu anhalten, die Vorschriften der §§ 40 und 41 AMG einzuhalten und die etwa nach
§ 26 AMG ergangenen Arzneimittelprüfrichtlinien zu beachten. Auch hat der Versicherungsnehmer den Prüfarzt zu bitten,
den Patienten über das Bestehen des Probandenversicherungs-
vertrages zu informieren und diesen zur Einhaltung seiner
Obliegenheiten zu veranlassen. Zu diesen Obliegenheiten des
Patienten gehört es, daß er sich während der Dauer der
klinischen Prüfung einer anderen medizinischen Behandlung
nur im Einvernehmen mit dem klinischen Prüfer unterziehen
darf und daß er mit an die Anzeigepflicht an den Versicherer
bei etwaigen Gesundheitsschäden als Folge der klinischen
Prüfung denkt. Auch über die Pflicht des Patienten, an einer
etwaigen Schadensminderung und Schadensaufklärung mitzuwirken, sollte der Patient im Schadensfall aufgeklärt werden
(vgl. u. a. § 11 I Abs. 2 und II Abs. 1 u. 2 Probandenversicherungsbedingungen). Insoweit liegt also bei dem Prüfarzt eine
zusätzliche Informationspflicht, die sich aus den Probandenversicherungsbedingungen ergibt.

Schließlich muß der Prüfarzt an eine Anzeigepflicht im
Todesfall innerhalb 48 Stunden denken.

Wichtig ist auch die Verpflichtung des Versicherungsnehmers,
nach § 15 Abs. 3 Probandenversicherungsbedingungen dafür
zu sorgen, daß geordnete Aufzeichnungen über die Probanden
geführt werden. Die Aufzeichnungen müssen insbesondere so
geführt werden, daß bei Eintritt einer versicherten Gesundheitsschädigung ein Zweifel über die Zugehörigkeit einzelner
Personen zum versicherten Personenkreis nicht entstehen kann
und daß der Ablauf und die Ergebnisse der klinischen Prüfung
im Einzelfall rekonstruierbar sind. Dieser Verpflichtung kann
der Versicherungsnehmer – d. h. in der Regel der pharmazeutische Unternehmer – nur gerecht werden, wenn er den
prüfenden Arzt um entsprechende Vorsorge bittet.

Zur Unterrichtung der prüfenden Ärzte durch die pharmazeutischen Unternehmen hat der Bundesverband der Pharmazeutischen Industrie ein Merkblatt entwickelt, veröffentlicht in Pharmazeutische Industrie 42, Heft 5, 1980, S. 3 ff., das bei klinischen Prüfungen den Ärzten übergeben wird und mit dem die Ärzte über ihre Obliegenheiten aufgrund des Arzneimittelgesetzes und der Probandenversicherungsbedingungen in übersichtlicher Form informiert werden. Das Merkblatt ist im Anhang abgedruckt.

E. Ausgewogene Lösung des Gesetzes

Es kommt m. E. sehr darauf an, daß sowohl die pharmazeutischen Unternehmen als auch die Ärzteschaft zeigen, daß die Durchführung und Anwendung der §§ 40 und 41 AMG und damit auch der entsprechenden Versicherungsbestimmungen sinnvoll und praktikabel ist. Nur wenn sich die §§ 40 und 41 AMG in der Praxis bewähren, wird einerseits der Schutz der Probanden und Patienten in ausreichendem Maße sichergestellt sein, andererseits aber der Freiraum erhalten bleiben, der für klinische Prüfungen und damit für einen wesentlichen Teil der medizinischen-pharmazeutischen Forschung in unserem Lande unverzichtbar ist. Die strikte Beachtung der Vorschriften über die klinische Prüfung wird es m. E. möglich machen, überzogene Forderungen abzuwehren. Insbesondere besteht dann kein Anlaß, in gesonderten Haftungsklauseln über das hinauszugehen, was der Gesetzgeber als sinnvoll und richtig erachtet hat. Der Gesetzgeber hat eine ausgewogene Lösung gefunden, bei dieser sollte es bleiben.

Zusammenfassung

Die Probandenversicherungsbedingungen der Versicherer von klinischen Prüfungen stehen m. E. im Übereinstimmung mit den gesetzlichen Anforderungen gemäß § 40 AMG. Sich in besonderen Fällen ergebende Versicherungsbedürfnisse, die über die Deckung der Probandenversicherungsbedingungen hinausgehen, sind m. E. mit anderen, üblichen Versicherungen zu befriedigen (z. B. ärztliche Berufshaftpflicht, Haftpflicht des pharmazeutischen Unternehmers).

Klinische Prüfung von Arzneimitteln und Datenschutz

von *U. Fogel**

Einleitung

Der Datenschutz ist im Bereich der klinischen Prüfung von Arzneimitteln ein seit langem anerkanntes Prinzip. Bereits in der Deklaration von Helsinki heißt es (Allgemeine Grundsätze, Nr. 6):

> „Es sollte alles getan werden, um die Privatsphäre der Versuchsperson zu wahren; die Wirkung auf . . . die Persönlichkeit der Versuchsperson sollte so gering wie möglich gehalten werden."

Aus diesem Hinweis auf den Schutz der Privatsphäre und das Persönlichkeitsrecht des Probanden läßt sich die Schutzbedürftigkeit seiner persönlichen Daten ableiten.
Durch das Bundesdatenschutzgesetz (BDSG) vom 27. 1. 1977 (BGBl. I S. 201) unterliegen personenbezogene Daten – sofern sie in Dateien gespeichert sind – besonderen, gesetzlich normierten Schutzvorschriften. Die Auswirkungen dieses Gesetzes auf den Bereich der klinischen Prüfung von Arzneimitteln sollen im folgenden beschrieben werden.
Im Bereich der klinischen Prüfung sind insbesondere die über Probanden und Patienten gesammelten Daten vom gesetzlichen Datenschutz betroffen. Da es sich hierbei weitgehend um Gesundheitsdaten handelt – es also besonders sensible Daten sind –, sind hohe Anforderungen an die Sicherung und den Schutz der Daten zu stellen.
Zum Aspekt der Datensicherung ist auf die Vorschrift des § 6 BDSG[1] zu verweisen, die hierzu Detailregelungen enthält. Die

---

* Eine Erstveröffentlichung in leicht abweichender Form erfolgte in Pharm. Ind. **42**, 441–444 (1980)
1 § 6 BDSG und seine Anlage lauten:
  „§ 6 Technische und organisatorische Maßnahmen

(1) Wer im Rahmen des § 1 Abs. 2 oder im Auftrag der dort genannten Personen oder Stellen personenbezogene Daten verarbeitet, hat die technischen und organisatorischen Maßnahmen zu treffen, die erforderlich sind, um die Ausführung der Vorschriften dieses Gesetzes, insbesondere die in der Anlage zu diesem Gesetz genannten Anforderungen zu gewährleisten. Erforderlich sind Maßnahmen nur, wenn ihr Aufwand in einem angemessenen Verhältnis zu dem angestrebten Schutzzweck steht.

(2) Die Bundesregierung wird ermächtigt, durch Rechtsverordnung mit Zustimmung des Bundesrates die in der Anlage genannten Anforderungen nach dem jeweiligen Stand der Technik und Organisation fortzuschreiben. Stand der Technik und Organisation im Sinne dieses Gesetzes ist der Entwicklungsstand fortschrittlicher Verfahren, Einrichtungen oder Betriebsweisen, der die praktische Eignung einer Maßnahme zur Gewährleistung der Durchführung dieses Gesetzes gesichert erscheinen läßt. Bei der Bestimmung des Standes der Technik und Organisation sind insbesondere vergleichbare Verfahren, Einrichtungen oder Betriebsweisen heranzuziehen, die mit Erfolg im Betrieb erprobt worden sind.

Anlage zu § 6 Abs. 1 Satz 1

Werden personenbezogene Daten automatisch verarbeitet, sind zur Ausführung der Vorschriften dieses Gesetzes Maßnahmen zu treffen, die je nach Art der zu schützenden personenbezogenen Daten geeignet sind,

1. Unbefugten den Zugang zu Datenverarbeitungsanlagen, mit denen personenbezogene Daten verarbeitet werden, zu verwehren (Zugangskontrolle),

2. Personen, die bei der Verarbeitung personenbezogener Daten tätig sind, daran zu hindern, daß sie Datenträger unbefugt entfernen (Abgangskontrolle),

3. die unbefugte Eingabe in den Speicher sowie die unbefugte Kenntnisnahme, Veränderung oder Löschung gespeicherter personenbezogener Daten zu verhindern (Speicherkontrolle),

4. die Benutzung von Datenverarbeitungssystemen, aus denen oder in die personenbezogene Daten durch selbsttätige Einrichtungen übermittelt werden, durch unbefugte Personen zu verhindern (Benutzerkontrolle),

5. zu gewährleisten, daß die zur Benutzung eines Datenverarbeitungssystems Berechtigten durch selbsttätige Einrichtungen ausschließlich auf die ihrer Zugriffsberechtigung unterliegenden personenbezogenen Daten zugreifen können (Zugriffskontrolle),

6. zu gewährleisten, daß überprüft und festgestellt werden kann, an welche Stellen personenbezogene Daten durch selbsttätige Einrichtungen übermittelt werden können (Übermittlungskontrolle),

7. zu gewährleisten, daß nachträglich überprüft und festgestellt werden kann, welche personenbezogenen Daten zu welcher Zeit von wem in Datenverarbeitungssysteme eingegeben worden sind (Eingabekontrolle),

8. zu gewährleisten, daß personenbezogene Daten, die im Auftrag verarbeitet werden, nur entsprechend den Weisungen des Auftraggebers verarbeitet werden können (Auftragskontrolle),

9. zu gewährleisten, daß bei der Übermittlung personenbezogener Daten sowie beim Transport entsprechender Datenträger diese nicht unbefugt gelesen, verändert oder gelöscht werden können (Transportkontrolle),

10. die innerbehördliche oder innerbetriebliche Organisation so zu gestalten, daß sie den besonderen Anforderungen des Datenschutzes gerecht wird (Organisationskontrolle)."

datenverarbeitende Stelle hat demnach alle erforderlichen technischen und organisatorischen Maßnahmen zu treffen, um den mißbräuchlichen Zugriff und die unbefugte Benutzung der Dateien zu verhindern. Auch in Fällen von einfachen, manuell geführten Dateien sind insbesondere die Fragen des sicheren Verschlusses der Datei und des Personenkreises, der zur Benutzung befugt ist, eingehend zu prüfen und die angemessenen Maßnahmen zu treffen. Erfolgt die Datenverarbeitung in einem automatischen Verfahren, sind die besonderen, in der Anlage zu § 6 Abs. 1 Satz 1 BDSG genannten Sicherungsmaßnahmen zu beachten.

Bei der Anwendung des BDSG stellt sich sodann die Frage nach der Zulässigkeit einzelner Vorgänge der Datenverarbeitung (insbesondere der Speicherung und der Übermittlung) dieser personenbezogenen Daten.

Das BDSG geht hier vom Verbotsprinzip aus und normiert einzelne Erlaubnistatbestände. Die Datenverarbeitung personenbezogener Daten ist also nur zulässig, wenn ein besonderer Erlaubnistatbestand erfüllt ist. Dieser kann sich ergeben

– aus einer vorrangigen Rechtsvorschrift
– aus einem der im BDSG genannten Einzeltatbestände (insbesondere aus den §§ 23 u. 24 BDSG[2])
– aus einer schriftlichen Einwilligung des Betroffenen.

---

2 §§ 23 u. 24 BDSG lauten:
„§ 23 Datenspeicherung
Das Speichern personenbezogener Daten ist zulässig im Rahmen der Zweckbestimmung eines Vertragsverhältnisses oder vertragsähnlichen Vertrauensverhältnisses mit dem Betroffenen oder soweit es zur Wahrung berechtigter Interessen der speichernden Stelle erforderlich ist und kein Grund zur Annahme besteht, daß dadurch schutzwürdige Belange des Betroffenen beeinträchtigt werden. Abweichend von Satz 1 ist das Speichern in nicht automatisierten Verfahren zulässig, soweit die Daten unmittelbar aus allgemein zugänglichen Quellen entnommen sind.

§ 24 Datenübermittlung
(1) Die Übermittlung personenbezogener Daten ist zulässig im Rahmen der Zweckbestimmung eines Vertragsverhältnisses oder vertragsähnlichen Vertrauensverhältnisses mit dem Betroffenen oder soweit es zur Wahrung berechtigter Interessen der übermittelnden Stelle oder eines Dritten oder der Allgemeinheit erforderlich ist und dadurch schutzwürdige Belange des Betroffenen nicht beeinträchtigt werden. Personenbezogene Daten, die einem Berufs- oder besonderen Amtsgeheimnis (§ 45 Satz 2 Nr. 1, Satz 3) unterliegen und die von der zur Verschwiegenheit verpflichteten Person in Ausübung ihrer Berufs- oder Amtspflicht übermittelt worden sind, dürfen vom Empfänger nicht mehr weitergegeben werden.

Bei der datenschutzrechtlichen Betrachtung sind die unterschiedlichen organisatorischen Möglichkeiten, klinische Prüfungen durchzuführen, zu berücksichtigen. Führt das pharmazeutische Unternehmen die Prüfung selbst durch (d. h. durch unternehmensangehörige Ärzte), ergibt sich folgendes Bild der Beteiligten und der typischen Datenflüsse:

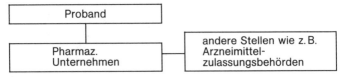

Das pharmazeutische Unternehmen ist dabei im datenschutzrechtlichen Sinne als Einheit zu sehen. Die Datenweitergabe innerhalb des Unternehmens unterliegt nicht den im BDSG genannten Zulässigkeitsvoraussetzungen, ist also insoweit unbegrenzt möglich. Einschränkungen können sich aber aus der ärztlichen Schweigepflicht und aus internen Datensicherungsmaßnahmen ergeben.

Beauftragt das pharmazeutische Unternehmen einen Dritten mit der Durchführung der klinischen Prüfung – sei es einen Klinikarzt oder einen niedergelassenen Arzt –, so ergibt sich folgendes Bild:

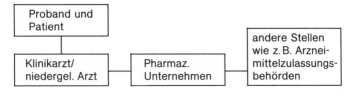

(2) Abweichend von Absatz 1 ist die Übermittlung von listenmäßig oder sonst zusammengefaßten Daten über Angehörige einer Personengruppe zulässig, wenn sie sich auf
1. Namen,
2. Titel, akademische Grade,
3. Geburtsdatum,
4. Beruf, Branchen- oder Geschäftsbezeichnung,
5. Anschrift,
6. Rufnummer
beschränkt und kein Grund zu der Annahme besteht, daß dadurch schutzwürdige Belange des Betroffenen beeinträchtigt werden. Zur Angabe der Zugehörigkeit des Betroffenen zu einer Personengruppe dürfen andere als die im vorstehenden Satz genannten Daten nicht übermittelt werden."

A. Die dateimäßige Verarbeitung der Daten von Probanden und Patienten

1. Speicherung der Daten bei der Stelle, die die klinische Prüfung durchführt

a) Prüfung bei Gesunden (Probanden)

Zwischen dem klinischen Prüfer und den Probanden kommt eine Vereinbarung zustande, die die Erprobung eines Arzneimittels und die Durchführung der einzelnen Prüfung beinhaltet. Im Rahmen der Zweckbestimmung dieser Vereinbarung ist es in aller Regel erforderlich, daß der klinische Prüfer die gewonnenen Gesundheitsdaten dateimäßig aufzeichnet, also „speichert" im Sinne des BDSG. Die Aufnahme von Name und Adresse der Probanden ist dabei erforderlich, um den Kontakt zum Probanden aufrechterhalten zu können, bei eventuellen Zwischenfällen zur Verfügung zu stehen und den vom Arzneimittelgesetz verbindlich vorgeschriebenen Versicherungsschutz vermitteln zu können.

Die Zulässigkeit der Speicherung von Probandendaten ergibt sich demnach aus dem Zweck der oben beschriebenen Vereinbarung zwischen Prüfer und Probanden, also „aus der Zweckbestimmung eines Vertragsverhältnisses" (§ 23 BDSG). Einer ausdrücklichen datenschutzrechtlichen Einwilligung bedarf es nicht. Eine Benachrichtigung der Probanden über die Tatsache, daß ihre Daten erstmals gespeichert werden (§ 26 Abs. 1 BDSG[3]) ist in aller Regel

---

3 § 26 BDSG lautet:
„§ 26 Auskunft an den Betroffenen
(1) Werden erstmals zur Person des Betroffenen Daten gespeichert, ist er darüber zu benachrichtigen, es sei denn, daß er auf andere Weise Kenntnis von der Speicherung erlangt hat.
(2) Der Betroffene kann Auskunft über die zu seiner Person gespeicherten Daten verlangen. Werden die Daten automatisch verarbeitet, kann der Betroffene Auskunft auch über die Personen und Stellen verlangen, an die seine Daten regelmäßig übermittelt werden. Er soll die Art der personenbezogenen Daten, über die Auskunft erteilt werden soll, näher bezeichnen. Die Auskunft wird schriftlich erteilt, soweit nicht wegen besonderer Umstände eine andere Form der Auskunftserteilung angemessen ist.
(3) Für die Auskunft kann ein Entgelt verlangt werden, das über die durch die Auskunftserteilung entstandenen direkt zurechenbaren Kosten nicht hinausgehen darf. Ein Entgelt kann in den Fällen nicht verlangt werden, in denen

nicht erforderlich. Im Rahmen des bestehenden Vertragsverhältnisses erfährt der Proband „auf andere Weise" von
der Speicherung. Er ist persönlich bei der Prüfung anwe-
send und bemerkt dabei, daß über ihn Aufzeichnungen
gemacht werden.

Bei der Löschung gespeicherter Daten ist – wie in allen
Fällen – jeweils zu prüfen, ob nicht andere gesetzliche
Bestimmungen (wie z. B. Aufbewahrungsvorschriften) oder
die schutzwürdigen Belange des Probanden (§ 27 BDSG[4])
entgegenstehen.

b) Prüfung bei einschlägig Kranken (Patienten)

Es liegt hier in aller Regel ein besonders ausgestalteter
ärztlicher Behandlungsvertrag vor. Aus der Zweckbestim-

---

durch besondere Umstände die Annahme gerechtfertigt wird, daß personenbezogene Daten unrichtig oder unzulässig gespeichert werden, oder in denen
die Auskunft ergeben hat, daß die personenbezogenen Daten zu berichtigen
oder unter der Voraussetzung des § 27 Abs. 3 Satz 2 erster Halbsatz zu
löschen sind.

(4) Die Absätze 1 und 2 gelten nicht, soweit
1. das Bekanntwerden personenbezogener Daten die Geschäftszwecke oder
   Ziele der speichernden Stelle erheblich gefährden würde und berechtigte
   Interessen des Betroffenen nicht entgegenstehen,
2. die zuständige öffentliche Stelle gegenüber der speichernden Stelle
   festgestellt hat, daß das Bekanntwerden der personenbezogenen Daten
   die öffentliche Sicherheit oder Ordnung gefährden oder sonst dem Wohle
   des Bundes oder eines Landes Nachteile bereiten würde,
3. die personenbezogenen Daten nach einer Rechtsvorschrift oder ihrem
   Wesen nach, namentlich wegen der überwiegenden berechtigten Interessen einer dritten Person, geheimgehalten werden müssen,
4. die personenbezogenen Daten unmittelbar aus allgemein zugänglichen
   Quellen entnommen sind,
5. die personenbezogenen Daten deshalb nach § 27 Abs. 2 Satz 2 gesperrt
   sind, weil sie auf Grund gesetzlicher, satzungsmäßiger oder vertraglicher
   Aufbewahrungsvorschriften nicht nach § 27 Abs. 3 Satz 1 gelöscht werden dürfen."

4 § 27 BDSG lautet:
   „§ 27 Berichtigung, Sperrung und Löschung von Daten
   (1) Personenbezogene Daten sind zu berichtigen, wenn sie unrichtig sind.
   (2) Personenbezogene Daten sind zu sperren, wenn ihre Richtigkeit vom
   Betroffenen bestritten wird und sich weder die Richtigkeit noch die
   Unrichtigkeit feststellen läßt. Sie sind ferner zu sperren, wenn ihre Kenntnis
   für die Erfüllung des Zweckes der Speicherung nicht mehr erforderlich ist.
   Die Vorschriften über das Verfahren und die Rechtsfolgen der Sperrung in
   § 14 Abs. 2 Satz 3 gelten entsprechend.
   (3) Personenbezogene Daten können gelöscht werden, wenn ihre Kenntnis
   für die Erfüllung des Zweckes der Speicherung nicht mehr erforderlich ist

mung dieses Vertrages ergibt sich das Recht des Arztes, die Patientendaten aufzuzeichnen. Der Arzt ist aus standesrechtlichen Gründen sogar zur Führung von Krankenblättern verpflichtet. Die Speicherung der Patientendaten beim klinischen Prüfer ist demnach ebenfalls nach § 23 BDSG zulässig.

Erfolgt eine ärztliche Behandlung ohne ausdrückliche Zustimmung des Patienten (etwa bei der Behandlung eines Bewußtlosen) liegt ein „vertragsähnliches Vertrauensverhältnis" im Sinne von § 23 Abs. 1 BDSG vor. Da die dateimäßige Speicherung der Patientendaten im Rahmen der Zweckbestimmung dieses Verhältnisses liegt, ist sie zulässig. Auch hier ist somit eine ausdrückliche datenschutzrechtliche Einwilligung nicht erforderlich.

Wie im Falle der Gesunden (Probanden) besteht beim Vorliegen eines ärztlichen Behandlungsvertrages keine datenschutzrechtliche Benachrichtigungspflicht aus § 26 Abs. 1 BDSG. Bei den Ausnahmefällen des vertragsähnlichen Vertrauensverhältnisses mündet das vorvertragliche Verhältnis in aller Regel in einen Behandlungsvertrag ein, wenn nämlich der anfangs geschäftsunfähige Patient sein Bewußtsein wiedererlangt oder ein Vertreter für ihn die rechtsgeschäftlichen Erklärungen abgibt. Für die Benachrichtigungspflicht bedeutet dies, daß der Patient oder sein Vertreter auch in diesen Fällen auf andere Weise Kenntnis von der Speicherung seiner Daten erhält, also nicht ausdrücklich zu benachrichtigen ist.

2. Weitergabe der bei der klinischen Prüfung durch externe Prüfer gewonnenen Daten an das pharmazeutische Unternehmen

Hier beginnen die eigentlichen Probleme. Aus der Zweckrichtung des ärztlichen Behandlungsvertrages, des vertragsähnlichen Vertrauensverhältnisses wie des Probandenvertrages

---

und kein Grund zur Annahme besteht, daß durch die Löschung schutzwürdige Belange des Betroffenen beeinträchtigt werden. Sie sind zu löschen, wenn ihre Speicherung unzulässig war oder wenn es in den Fällen des Absatzes 2 Satz 2 der Betroffene verlangt. Daten über gesundheitliche Verhältnisse, strafbare Handlungen, Ordnungswidrigkeiten sowie religiöse oder politische Anschauungen sind zu löschen, wenn ihre Richtigkeit von der speichernden Stelle nicht bewiesen werden kann."

ergibt es sich nicht ohne weiteres, daß auch eine Weitergabe der gespeicherten Daten an Dritte (im datenschutzrechtlichen Sinne eine „Übermittlung") mit abgedeckt ist. In manchen Fällen wird die ärztliche Schweigepflicht eine Übermittlung sogar verbieten.

Ein Ausweg aus dieser Situation kann darin bestehen, daß man Probanden und Patienten grundsätzlich im voraus schriftlich der Datenübermittlung an bestimmte Empfänger zustimmen läßt. Dies wird jedoch oftmals nicht praktikabel sein.

In diesen Fällen bietet sich ein anderer Weg an, der in der Praxis wohl den Vorzug verdient und dessen Details bei der Beauftragung des klinischen Prüfers vertraglich festgelegt werden sollten. Die zur Übermittlung bestimmten Daten sind dementsprechend beim klinischen Prüfer zu anonymisieren[5]. In den zur Weitergabe bestimmten Prüfbögen ist dabei auf die Nennung der Namen der Patienten zu verzichten sowie auf jede weitere Angabe, die dem Empfänger eine Zuordnung der Daten zu den jeweiligen Patienten ermöglichen könnte. Eine Kennzeichnung der Prüfbögen kann mittels einer Nummerncodierung erfolgen oder auf andere Weise, etwa durch die Verwendung von Initialen und Geburtsdatum, wenn dadurch eine Bestimmbarkeit der Personen mit Sicherheit ausgeschlossen werden kann.

Wenn die zur Übermittlung bestimmten Patientendaten anonymisiert werden, muß der prüfende Arzt weiterhin in der Lage bleiben, die Gesundheitsdaten den einzelnen Patienten zuzuordnen. Er muß den „Schlüssel" zur Entcodierung verfügbar haben, so daß eine Rekonstruktion jederzeit – auch im Falle eines Personalwechsels – möglich ist. Mit der Organisation eines Verfahrens zur Rekonstruktion mag ein gewisser Verwaltungsaufwand verbunden sein. Dieser erscheint jedoch unerläßlich, da im Eigeninteresse des prüfenden Arztes alle bei der Behandlung der Patienten wesentlichen Daten verfügbar bleiben müssen, insbesondere im Hinblick auf mögliche Arzneimittelzwischenfälle. Treten Schädigungen ein, ist auch aus Beweisgründen eine exakt geführte und vollständige Dokumentation notwendig.

---

5 Die Pflicht zur Anonymisierung der Daten wird nach einer Literaturmeinung bereits aus der zitierten Stelle der Deklaration von Helsinki abgeleitet (s. Deutsch, NJW 78, 573).

Die an das pharmazeutische Unternehmen weitergegebenen – anonymisierten – Daten sind keine personenbezogenen Angaben im Sinne des BDSG. Das Gesetz bleibt bei diesen Daten ohne Anwendung, so daß eine Verwertung und Weitergabe unbeschränkt möglich ist und auch die Vorschriften zur Datensicherung nicht verbindlich sind.

3. Speicherung und weitere Verwertung der vom klinischen Prüfer übermittelten Daten beim pharmazeutischen Unternehmen

Sofern es sich um anonymisierte Daten handelt, ist die Aufbewahrung (wie auch jede weitere Verwertung) dieser Daten problemlos. Das BDSG ist – wie aufgezeigt – nicht anwendbar. Dem steht nicht entgegen, daß der externe klinische Prüfer im Besitz des „Schlüssels" ist, die Daten wieder den betroffenen Personen zuzuordnen. Es gilt hier die Besonderheit, daß sich das pharmazeutische Unternehmen wegen der Schweigepflicht des Prüfarztes keinen eigenen Zugriff zur Entschlüsselung – d. h. in diesem Zusammenhang zur Feststellung der Namen – verschaffen kann.
Dem Aspekt der Sicherheit der klinischen Prüfung ist bei dieser Verfahrensweise in ausreichender Weise Rechnung getragen. Kommt es zu einem Arzneimittelzwischenfall, können das pharmazeutische Unternehmen und der prüfende Arzt im Zusammenwirken zur Gefahrenabwehr tätig werden. In Ausnahmefällen kann es dabei auch zur Übermittlung von nicht verschlüsselten Patientendaten kommen. Datenschutzrechtlich wäre dies zulässig, wenn Übermittlung und Speicherung der Daten bei pharmazeutischen Unternehmen wegen dessen berechtigter Interessen zur Gefahrenabwehr erforderlich wäre und entgegenstehende „schutzwürdige Belange der Betroffenen" (§ 23 BDSG) nicht zu erkennen wären.
Schwierigkeiten bei der Speicherung und Verwertung von übermittelten Daten ergeben sich für das pharmazeutische Unternehmen dann, wenn eine generelle Anonymisierung der Daten nicht möglich erscheint, wenn z. B. Dritte die Nennung der Namen verlangen. Das pharmazeutische Unternehmen hat hier die Wahl

– der Ablehnung der Datenübermittlung unter Hinweis auf das BDSG und die ärztliche Schweigepflicht oder
– der Verweisung des Anfragenden unmittelbar an den externen Prüfer, der den „Schlüssel" zur Zuordnung der Namen in Händen hat, oder
– der organisatorischen Vorbereitung der Prüfung in der Weise, daß sich die Probanden und Patienten im voraus ausdrücklich und schriftlich – soweit nicht „wegen besonderer Umstände eine andere Form angemessen ist" (§ 3 BDSG)[6] – mit der Übermittlung ihrer Daten an das auftraggebende pharmazeutische Unternehmen oder andere, genau bezeichnete Stellen einverstanden erklären. Eine entsprechende Formulierung kann in die Einverständniserklärungen eingearbeitet werden, die nach den arzneimittelrechtlichen Bestimmungen erforderlich sind. Probanden und Patienten erhalten durch die Abgabe ihrer Erklärungen zudem Kenntnis von der Tatsache der Speicherung der Daten beim pharmazeutischen Unternehmen, so daß eine entsprechende Benachrichtigungspflicht des pharmazeutischen Unternehmens nicht gegeben ist.

Bei der Eindeckung des gesetzlich geforderten Versicherungsschutzes (§ 40 Abs. 1 Nr. 8 AMG) ist eine Nennung der Probanden- oder Patientennamen nicht erforderlich. Nach den allgemeinen Versicherungsbedingungen für klinische Prüfungen von Arzneimitteln (Probandenversicherung)[7] hat nur eine zahlenmäßige Meldung der Probanden oder Patienten beim Versicherer zu erfolgen (§ 15 der Bedingungen). Eine namentliche Benennung wird dabei nicht gefordert.

---

6 § 3 BDSG lautet:
„§ 3 Zulässigkeit der Datenverarbeitung
Die Verarbeitung personenbezogener Daten, die von diesem Gesetz geschützt werden, ist in jeder ihrer in § 1 Abs. 1 genannten Phasen nur zulässig, wenn
1. dieses Gesetz oder eine andere Rechtsvorschrift sie erlaubt oder
2. der Betroffene eingewilligt hat.
Die Einwilligung bedarf der Schriftform, soweit nicht wegen besonderer Umstände eine andere Form angemessen ist; wird die Einwilligung zusammen mit anderen Erklärungen schriftlich erteilt, ist der Betroffene hierauf schriftlich besonders hinzuweisen."
7 abgedruckt in Sander, Arzneimittelrecht, Anh. II/10.

B. Die dateimäßige Verarbeitung der Daten von Prüfärzten

Sofern es im Bereich der klinischen Prüfungen andere Dateien als die Probanden- und Patientendateien mit personenbezogenen Daten gibt (z.B. über klinische Prüfer), sind die allgemeinen Voraussetzungen der §§ 23 und 24 BDSG zu beachten. Eine Speicherung bzw. Übermittlung der Daten ist danach nur zulässig, wenn sie erforderlich ist
- aus der Zweckbestimmung eines Vertragsverhältnisses oder vertragsähnlichen Vertrauensverhältnisses oder
- aus den berechtigten Interessen der speichernden Stelle und soweit kein Grund zur Annahme besteht, daß schutzwürdige Belange der Betroffenen beeinträchtigt werden.

In der Regel werden diese Anforderungen bei Vorliegen eines Vertragsverhältnisses erfüllt sein. Sind sie es im Einzelfall nicht oder ist es zweifelhaft, sollte die ausdrückliche Einwilligung der Betroffenen eingeholt werden.

C. Sonstige Bestimmungen des Datenschutzgesetzes

Nicht wiederholt werden sollen an dieser Stelle die allgemeinen Grundsätze des Bundesdatenschutzgesetzes, die für den Bereich der klinischen Prüfung zwar einschlägig sein können, aber nicht in spezifischer Weise relevant sind, wie z.B. das Auskunftsrecht der Betroffenen und die Regelungen zum Datenschutzbeauftragten. Zu diesen Fragen empfiehlt sich ein Blick in die allgemeine datenschutzrechtliche Literatur.

Überwachung der klinischen Prüfung von Arzneimitteln in Rheinland-Pfalz*

von *W. Fresenius*

Einleitung

Das Arzneimittelgesetz in seiner Fassung vom 16. August 1986 (BGBl. I S. 1296) sieht in § 64 vor, daß Betriebe und Einrichtungen, in denen Arzneimittel hergestellt, geprüft, gelagert, verpackt, in den Verkehr gebracht, entwickelt oder klinisch geprüft werden, der Überwachung durch die zuständigen Behörden der Länder unterliegen. Das gleiche gilt auch für Personen, die eine der genannten Tätigkeiten berufsmäßig ausüben. Die Folge ist, daß die Einhaltung der Rechtsvorschriften der §§ 40 und 41 AMG bei der Durchführung klinischer Prüfungen in allen Phasen der Überwachung durch die Länder unterliegt. Der Überwachung sind insoweit nicht nur pharmazeutische Unternehmer, sondern auch Kliniken und Ärzte unterworfen. Der Behörde fällt die wichtige Aufgabe zu, einerseits die Einhaltung der für die klinische Prüfung bestehenden Rechtsnormen zu überwachen, andererseits aber durch sinnvolle Anwendung des Arzneimittelgesetzes die klinische Prüfung nicht in ihren Abläufen zu behindern.
Die §§ 40 und 41 AMG führen neben rein formalen Voraussetzungen auch ethisch-rechtliche Gesichtspunkte auf. Soweit Fragen im ethisch-rechtlichen Bereich zu klären sind, greifen die Verwaltungsbehörden auch auf externen Sachverstand zurück (s. hierzu C3.2).
Das Arzneimittelgesetz unterscheidet in den §§ 40 und 41 AMG zwischen allgemeinen und besonderen Voraussetzungen zur Durchführung einer klinischen Prüfung.

---

* Ein Beispiel, da in den meisten Bundesländern ähnlich verfahren wird.

A. Formale Voraussetzungen

Nachfolgend sind die Voraussetzungen aufgeführt, die zur Zeit von den zuständigen Behörden in Rheinland-Pfalz als „formal" eingestuft und daher als direkt nachprüfbar angesehen werden:

I. Allgemeine Voraussetzungen

1. Die Person, bei der eine klinische Prüfung durchgeführt werden soll, muß hierzu ihre Einwilligung erteilt haben, nachdem sie durch einen Arzt über Wesen, Bedeutung und Tragweite aufgeklärt worden ist (§ 40 Abs. 1 Nr. 2 AMG).
Hierunter ist zu subsumieren, daß die Person, die ihre Einwilligung erteilt, geschäftsfähig und in der Lage ist, Wesen, Bedeutung und Tragweite der klinischen Prüfung einzusehen und die Einwilligung selbst und schriftlich erteilt hat (§ 40 Abs. 2 AMG).

2. Die Person, bei der eine klinische Prüfung durchgeführt werden soll, darf nicht auf gerichtliche oder behördliche Anordnung in einer Anstalt verwahrt sein (§ 40 Abs. 1 Nr. 3 AMG).

3. Die klinische Prüfung muß von einem Arzt geleitet werden, der mindestens eine zweijährige Erfahrung in der klinischen Prüfung von Arzneimitteln nachweisen kann (§ 40 Abs. 1 Nr. 4 AMG).

4. Die Unterlagen über die pharmakologisch-toxikologische Prüfung müssen bei der zuständigen Bundesoberbehörde hinterlegt sein. Bekanntlich übersendet das Bundesgesundheitsamt entsprechende Mitteilungen an die zuständigen obersten Landesgesundheitsbehörden.

5. Der Leiter der klinischen Prüfung muß durch einen für die pharmakologisch-toxikologische Prüfung verantwortlichen Wissenschaftler über die Ergebnisse der pharmakologisch-toxikologischen Prüfung und die voraussichtlich mit der klinischen Prüfung verbundenen Risiken informiert worden sein (§ 40 Abs. 1 Nr. 7 AMG).

6. Für die Person, bei der eine klinische Prüfung durchgeführt wird, muß eine Versicherung bestehen, die auch dann Leistungen gewährt, wenn kein anderer für einen ggf. eingetretenen Schaden haftet (§ 40 Abs. 1 Nr. 8 AMG).

Die Versicherung muß zugunsten der von der klinischen Prüfung betroffenen Person bei einem im Geltungsbereich des Arzneimittelgesetzes zum Geschäftsbetrieb zugelassenen Versicherer genommen werden. Sie muß für den Fall des Todes oder der dauernden Erwerbsunfähigkeit mindestens DM 500 000,– betragen (§ 40 Abs. 3 AMG).

7. Soweit eine klinische Prüfung bei minderjährigen Probanden durchgeführt wird, muß das betreffende Arzneimittel zum Erkennen oder Verhüten von Krankheiten bei Minderjährigen bestimmt sein (§ 40 Abs. 4 Nr. 1 AMG).

8. Die Einwilligung zur Teilnahme von minderjährigen Probanden an einer klinischen Prüfung muß durch den gesetzlichen Vertreter oder Pfleger abgegeben werden; sie ist nur wirksam, wenn dieser durch einen Arzt über Wesen, Bedeutung und Tragweite der klinischen Prüfung aufgeklärt worden ist. Soweit der Minderjährige in der Lage ist, Wesen, Bedeutung und Tragweite der klinischen Prüfung einzusehen, ist auch seine schriftliche Einwilligung erforderlich (§ 40 Abs. 4 Nr. 4 AMG).

II. Besondere Voraussetzungen

1. Eine klinische Prüfung darf bei einer Person, die geschäftsunfähig oder in ihrer Geschäftsfähigkeit beschränkt ist, nur durchgeführt werden, wenn diese an einer Krankheit leidet.

2. Soweit an einer geschäftsunfähigen oder in der Geschäftsfähigkeit beschränkten Person eine klinische Prüfung durchgeführt wird, muß mindestens die Einwilligung des gesetzlichen Vertreters oder Pflegers vorliegen.

3. Die Einwilligung des gesetzlichen Vertreters oder Pflegers ist nur wirksam, wenn dieser von einem Arzt über Wesen, Bedeutung und Tragweite der klinischen Prüfung aufgeklärt worden ist.

B. Ethisch-rechtliche Voraussetzungen

Im folgenden werden allgemeine und besondere Voraussetzungen der klinischen Prüfung genannt, die in den Bereich der ethisch-rechtlichen Beurteilung fallen. Hier können in Problemfällen die Landesärztekammern von den Verwaltungsbehörden gutachtlich hinzugezogen werden:

1. Die Risiken einer klinischen Prüfung müssen für die Person, bei der sie durchgeführt werden soll, gemessen an der voraussichtlichen Bedeutung des Arzneimittels für die Heilkunde ärztlich vertretbar sein (§ 40 Abs. 1 Nr. 1 AMG).

2. Eine der klinischen Prüfung vorausgehende pharmakologisch-toxikologische Prüfung muß dem jeweiligen Stand der wissenschaftlichen Erkenntnisse entsprechend durchgeführt worden sein (§ 40 Abs. 1 Nr. 5 AMG).

3. Die klinische Prüfung darf nur durchgeführt werden, wenn ein dem jeweiligen Stand der wissenschaftlichen Erkenntnisse entsprechender Prüfplan vorhanden ist (§ 40 Abs. 1 Nr. 7a AMG).

4. Eine klinische Prüfung darf bei minderjährigen Probanden nur durchgeführt werden, wenn die Anwendung des Arzneimittels nach den Erkenntnissen der medizinischen Wissenschaft angezeigt ist, um bei Minderjährigen Krankheiten zu erkennen oder sie vor Krankheiten zu schützen (§ 40 Abs. 4 Nr. 2 AMG).

5. Die klinische Prüfung darf bei Minderjährigen als Probanden nur durchgeführt werden, wenn die klinische Prüfung des Arzneimittels an Erwachsenen nach den Erkenntnissen der medizinischen Wissenschaft keine ausreichenden Prüfungsergebnisse erwarten läßt (§ 40 Abs. 4 Nr. 3 AMG).

6. Eine klinische Prüfung darf nur durchgeführt werden, wenn die Anwendung des zu prüfenden Arzneimittels nach den Erkenntnissen der medizinischen Wissenschaft angezeigt ist, um das Leben des Kranken zu retten, seine Gesundheit wiederherzustellen oder sein Leiden zu erleichtern (§ 41 Nr. 1 AMG).

7. Die Einwilligung des gesetzlichen Vertreters oder Pflegers kann in schweren Fällen entfallen, wenn eine Behandlung ohne Aufschub erforderlich ist, um das Leben des Kranken zu retten, seine Gesundheit wieder herzustellen oder sein Leiden zu erleichtern, und eine Erklärung über die Einwilligung nicht herbeigeführt werden kann (§ 41 Nr. 5 Satz 3 AMG).

8. Die Aufklärung und die Einwilligung des Patienten können in schweren Fällen entfallen, wenn durch die Aufklärung der Behandlungserfolg gefährdet würde und ein entgegenstehender Wille des Patienten nicht erkennbar ist (§ 41 Nr. 7 AMG).

C. Überwachungspraxis*

Die Überwachungsbehörden der Länder sind nach § 64 AMG gehalten, die der Überwachung unterliegenden Einrichtungen und Personen in der Regel alle zwei Jahre zu überprüfen. Dies erfolgt in der Regel im Rahmen der routinemäßigen Überwachung nach § 64 AMG.
Der Leiter der klinischen Prüfung muß die verantwortliche Gesamtleitung haben. Ihm müssen alle Informationen, die im Zusammenhang mit der klinischen Prüfung stehen, zufließen. Er muß die Entscheidungskompetenz über den Beginn, Abbruch oder die Weiterführung der klinischen Prüfung haben. Er muß über die Anschriften aller an der klinischen Prüfung beteiligten Ärzte verfügen; diese müssen der zuständigen Überwachungsbehörde erforderlichenfalls unverzüglich vorgelegt werden können.
Die in den §§ 40 und 41 AMG festgelegten Voraussetzungen für die Zulässigkeit der Durchführung einer klinischen Prüfung müssen im einzelnen dokumentiert sein. Aus den verfügbaren Unterlagen muß z.B. das Vorliegen der wirksamen Einwilligung der Probanden und Patienten bzw. der gesetzli-

---

* Die Überwachungsgrundsätze sind teilweise bereits Gegenstand einer Verwaltungsvorschrift vom 18. Juni 1982 (Min.Bl. 1982, S. 353). Diese wird zur Zeit im Hinblick auf die am 1. Februar 1987 in Kraft getretenen Änderungen des Arzneimittelgesetzes überarbeitet, wobei eine Fortschreibung vorgesehen ist, soweit künftige Erkenntnisse bei der Überarbeitung dies erforderlich machen. Der Landesverband Rheinland-Pfalz der pharmazeutischen Industrie ist in diesem Sinne mit Schreiben des Ministeriums für Umwelt und Gesundheit vom 1. April 1987 unterrichtet worden.

chen Vertreter oder des Pflegers sowie ggf. der Name des Zeugen hervorgehen. Ersatzweise kann auch ein Protokollvermerk über das Vorliegen der Aufklärung und der Einwilligung der Patienten akzeptiert werden. Dieser Vermerk ist in den von den pharmazeutischen Unternehmern den Prüfärzten zur Verfügung gestellten Prüfbögen für die einzelnen Patienten aufzunehmen. Dieser Protokollvermerk kann anonymisiert sein. Er muß jedoch erforderlichenfalls einen Rückgriff auf den Namen und die Anschrift des Patienten ermöglichen. Entsprechendes gilt für die Feststellung, daß eine Aufklärung des Patienten bei Vorliegen der Voraussetzungen des § 41 Nr. 7 AMG (Gefährdung des Behandlungserfolges) unterbleibt.

Zur Prüfung der Voraussetzungen des § 40 Abs. 1 Nr. 1 bzw. 41 Nr. 1 AMG muß aus den Unterlagen des pharmazeutischen Unternehmers ersichtlich sein,

– wer an der Entscheidung über die Frage der ethisch-rechtlichen Zulässigkeit mitgewirkt hat,
– welche Bedeutung das Arzneimittel voraussichtlich hat,
– mit welchen Risiken zu rechnen ist,
– an welchem Personenkreis das Arzneimittel geprüft werden soll,
– die Eignung dieses Personenkreises; im Falle des § 41 Nr. 1 AMG, ob die Anwendung angezeigt ist, um das Leben des Kranken zu retten, seine Gesundheit wiederherzustellen oder sein Leiden zu erleichtern.

1. Allgemeines

Die Überwachung der klinischen Prüfung von Arzneimitteln umfaßt insbesondere die Einhaltung der Vorschriften der §§ 40 und 41 Arzneimittelgesetz sowie künftig auch die Richtlinien des Bundesministers für Jugend, Familie, Frauen und Gesundheit für die ordnungsgemäße Durchführung der klinischen Prüfung von Arzneimitteln.

Die klinische Prüfung im Sinne des Arzneimittelgesetzes ist die Anwendung eines Arzneimittels zu dem Zweck, über den einzelnen Anwendungsfall hinaus Erkenntnisse über den therapeutischen Wert dieses Arzneimittels, insbesondere hinsichtlich der Wirksamkeit und Unbedenklichkeit, zu gewinnen. Dies gilt unabhängig davon, ob die Prüfung z. B. stationär oder in der Praxis eines niedergelassenen Arztes durchgeführt wird.

2. Anzeigepflicht

Vor Beginn einer klinischen Prüfung besteht gemäß § 67 Arzneimittelgesetz eine Anzeigepflicht. Diese gilt für jede klinische Prüfung, unter Benennung des Leiters. Die Verpflichtung zur Einzelanzeige gilt z.B. für Krankenhäuser, Forschungsinstitute oder auch für Ärzte, die selbständig klinische Prüfungen durchführen.

Neben den Namen und Anschriften der Prüfärzte bzw. Prüfeinrichtungen müssen in der Anzeige enthalten sein:
- Gegenstand der Prüfung (Bezeichnung des Prüfpräparates)
- Name und Qualifikation des/der Leiter(s) der klinischen Prüfung
- Art der Einrichtung, in der die klinische Prüfung durchgeführt wird
- Name des pharmazeutischen Unternehmers, der die klinische Prüfung durchführt/durchführen läßt.

Es wird seitens der Bezirksregierungen begrüßt, wenn in der Anzeige zusätzlich die Bezeichnung des Wirkstoffes/der Wirkstoffe sowie das/die Anwendungsgebiet(e) mitgeteilt werden. Soweit eine klinische Prüfung auf Veranlassung eines pharmazeutischen Unternehmers durchgeführt wird, kann die Anzeige für die beteiligten Ärzte, Krankenhäuser oder Forschungsinstitute durch diesen pharmazeutischen Unternehmer erfolgen. Er setzt die für ihn zuständige Bezirksregierung in doppelter Ausfertigung mit der Anzeige über die klinische Prüfung auch von den Namen und Anschriften der Prüfärzte (z.B. Praxis, Krankenhaus) nach Bundesländern und den jeweiligen Regierungsbezirken zur direkten Weiterleitung geordnet, in Kenntnis. Der Vollzug der Anzeige ist vom pharmazeutischen Unternehmer in den dem Prüfarzt übersandten Prüfungsunterlagen zu vermerken.

Die für den Sitz des pharmazeutischen Unternehmers zuständige Bezirksregierung unterrichtet unverzüglich die für den Prüfarzt zuständige Behörde.

3. Durchführung

3.1. Die Überwachung der klinischen Prüfung setzt grundsätzlich beim pharmazeutischen Unternehmer ein. Ist die klinische Prüfung nicht von einem pharmazeutischen Unternehmer veranlaßt, setzt die Überwachung bei dem jeweiligen Leiter der

klinischen Prüfung ein. Die zuständige Bezirksregierung hat im Rahmen der Besichtigungen gemäß § 64 Arzneimittelgesetz die Einhaltung der Vorschriften über die klinische Prüfung von Arzneimitteln zu überwachen.

Die Überwachung einer von einem pharmazeutischen Unternehmer veranlaßten klinischen Prüfung umfaßt auch die beteiligten Krankenhäuser, Forschungseinrichtungen oder einzelnen Ärzte.

Die Bezirksregierungen werden vom Ministerium für Umwelt und Gesundheit von der Hinterlegung der Unterlagen nach § 40 Abs. 1 Nr. 6 Arzneimittelgesetz unterrichtet.

3.2. Die zum Schutz des Menschen bei der klinischen Prüfung von Arzneimitteln erlassenen Vorschriften gliedern sich in allgemeine Voraussetzungen (§ 40 Arzneimittelgesetz) und besondere Voraussetzungen (§ 41 Arzneimittelgesetz).

Soweit eine ethisch-rechtliche Begutachtung erforderlich ist, kann hierzu die Landesärztekammer aufgefordert werden.

Gemäß § 3 des Heilberufsgesetzes des Landes Rheinland-Pfalz ist die Landesärztekammer gehalten, bei den Aufgaben des öffentlichen Gesundheitswesens mitzuwirken und hierbei auch Behörden zu beraten und Gutachten zu erstellen.

Soweit in Ergänzung der Äußerung der Landesärztekammer ein weiteres Gutachten erforderlich ist, kann die zuständige Bundesoberbehörde (Bundesgesundheitsamt, bei Sera und Impfstoffen das Paul-Ehrlich-Institut) hinzugezogen werden.

Die §§ 40 und 41 Arzneimittelgesetz finden Anwendung auf
– die Phasen I–IV der klinischen Prüfung
– klinische Prüfungen, die gemäß § 28 Abs. 3 Arzneimittelgesetz durchgeführt werden
– klinische Prüfungen, die während des Ruhens der Zulassung durchgeführt werden.

Die Anwendung der §§ 40 und 41 Arzneimittelgesetz bedeutet insbesondere, daß
– der Patient über Wesen, Bedeutung und Tragweite der klinischen Prüfung aufgeklärt sein muß
– der Patient schriftlich oder in Anwesenheit eines Zeugen eingewilligt haben muß
– der Patient seine Einwilligung jederzeit widerrufen kann
– ein Prüfplan vorhanden sein muß
– eine Probandenversicherung abgeschlossen ist.

Im Hinblick auf § 40 Abs. 1 Nr. 5 und 6 Arzneimittelgesetz werden im Zusammenhang mit der Phase IV einer klinischen Prüfung Unterlagen gemäß § 22 Abs. 2 Nr. 2 Arzneimittelgesetz oder entsprechendes Erkenntnismaterial anerkannt. Hierunter können auch Erkenntnisse aus der Anwendung beim Menschen subsumiert werden. Das Erkenntnismaterial muß dem jeweiligen Stand der medizinischen Wissenschaft entsprechen.

Soweit beim Bundesgesundheitsamt bereits Unterlagen gemäß § 22 Abs. 2 Nr. 2 und 3 Arzneimittelgesetz oder entsprechendes Erkenntnismaterial vorliegen, genügt ein entsprechender schriftlicher Hinweis, in dem die Unterlagen datenmäßig aufgegliedert sind. Unterlagen und Erkenntnismaterial müssen dem jeweiligen Stand der medizinischen Wissenschaft entsprechen.

Im Hinblick auf § 40 Abs. 1 Nr. 7 a Arzneimittelgesetz wird zukünftig die Richtlinie des Bundesministers für Jugend, Familie, Frauen und Gesundheit für die ordnungsgemäße Durchführung der klinischen Prüfung von Arzneimitteln Anwendung finden.

Soweit Einrichtungen oder Ärzte in der niedergelassenen Praxis oder im Krankenhaus eigene, nicht von einem pharmazeutischen Unternehmer veranlaßte klinische Prüfungen der Phase IV durchführen, obliegen die Verpflichtungen der §§ 40 und 41 Arzneimittelgesetz, insbesondere die nach § 40 Abs. 1 Nr. 5, 6, 7 a und 8 a. a. O. diesen selbst.

3.2.1. Die allgemeinen Voraussetzungen, die bei der klinischen Prüfung beachtet werden müssen, sind in § 40 Arzneimittelgesetz genannt. Die ordnungsgemäße Durchführung einer klinischen Prüfung setzt zukünftig auch die Beachtung der Richtlinie des Bundesministers für Jugend, Familie, Frauen und Gesundheit für die ordnungsgemäße Durchführung der klinischen Prüfung von Arzneimitteln voraus.

3.2.2. Bei Personen, die an einer Krankheit leiden, zu deren Behebung das zu prüfende Arzneimittel angewendet werden soll, sind die besonderen Voraussetzungen des § 41 Arzneimittelgesetz zu beachten.

3.2.3. Eine ethisch-rechtliche Begutachtung kann erforderlich werden in den Fällen des § 40 Abs. 1 Nr. 1, des § 40 Abs. 1

Nr. 5, des § 40 Abs. 1 Nr. 7 a, des § 40 Abs. 4 Nr. 2, des § 40 Abs. 4 Nr. 3, des § 41 Nr. 1, des § 41 Nr. 5 Satz 3 und des § 41 Nr. 7 Arzneimittelgesetz.

4. Leiter der klinischen Prüfung

Der Leiter der klinischen Prüfung muß
- gemäß § 67 Abs. 1 bei der zuständigen Behörde angezeigt sein
- zur Ausübung des ärztlichen Berufs im Geltungsbereich des Arzneimittelgesetzes befugt sein und eine mindestens zweijährige Erfahrung in der klinischen Prüfung von Arzneimitteln nachweisen (§ 40 Abs. 1 Nr. 4 AMG)
- die verantwortliche Leitung der klinischen Prüfung haben,
- Zugang zu allen Informationen haben, die im Zusammenhang mit der klinischen Prüfung stehen
- die Entscheidungsbefugnis über den Beginn, Abbruch oder die Weiterführung der klinischen Prüfung haben
- durch einen für die pharmakologisch -toxikologische Prüfung verantwortlichen Wissenschaftler über die Ergebnisse der pharmakologisch-toxikologischen Prüfung und die voraussichtlich mit der klinischen Prüfung verbundenen Risiken informiert sein (§ 40 Abs. 1 Nr. 7 AMG)
- den Prüfplan unterzeichnet haben.

5. Unterrichtungs- und Mitteilungspflicht

Die Bezirksregierungen sollen darauf hinwirken, daß der pharmazeutische Unternehmer bzw. der Leiter der klinischen Prüfung die Prüfärzte über die gesetzlichen Bestimmungen, insbesondere über die §§ 40 und 41 AMG sowie der Richtlinien für die ordnungsgemäße Durchführung der klinischen Prüfung von Arzneimitteln unterrichtet. Soweit eine klinische Prüfung an mehreren Prüfstellen mit mehreren Leitern durchgeführt wird, z.B. als multizentrische Studie, wird der pharmazeutische Unternehmer darauf hingewiesen, daß er eine Person zu beauftragen hat, die Informationen, die im Zusammenhang mit der Sicherheit dieser Prüfung stehen, den einzelnen Leitern mitteilt (ggf. die nach § 14 Betriebsverordnung für pharmazeutische Unternehmer beauftragte Person).

6. Kennzeichnung, Packungsbeilage und sonstige Informationen

Arzneimittel, die zur klinischen Prüfung bestimmt sind, müssen gemäß § 10 Abs. 10 Arzneimittelgesetz gekennzeichnet sein. Sie dürfen nur in den Verkehr gebracht werden, wenn sie auf den Behältnissen und – soweit verwendet – auf den äußeren Umhüllungen den Hinweis „zur klinischen Prüfung bestimmt" tragen.

Im Falle einer klinischen Prüfung in der Phase IV muß gemäß § 10 Abs. 10 Satz 3 Arzneimittelgesetz auf die Angabe der Bezeichnung, unter der das Arzneimittel zugelassen ist, verzichtet werden.

Gemäß § 10 Abs. 10 Satz 1 Arzneimittelgesetz muß jedoch eine andere Bezeichnung, als die, unter der das Arzneimittel zugelassen ist, angegeben werden. Mit dieser – anderen – Bezeichnung darf kein Marketingeffekt verbunden sein. Als – andere – Bezeichnung ist z.B. eine Code-Nummer oder generische Bezeichnung geeignet.

Die Verwendung einer Zulassungsnummer, unter der das Arzneimittel zugelassen ist, in Verbindung mit der – anderen – Bezeichnung, wäre eine Irreführung. Die Zulassungsnummer muß bei der Kennzeichnung daher entfallen.

Wenn das Bundesgesundheitsamt die Zulassung eines Arzneimittels gemäß § 28 Abs. 3 Arzneimittelgesetz mit der Auflage weiterer klinischer Prüfungen versieht oder das Ruhen der Zulassung gemäß § 30 Abs. 2 Satz 2 insbesondere i. V. mit Satz 1 Nr. 2 Arzneimittelgesetz angeordnet hat, gilt § 10 Abs. 10 Satz 3 Arzneimittelgesetz.

§ 11 Abs. 1 Arzneimittelgesetz sieht für Arzneimittel, die zur klinischen Prüfung bestimmt sind, keine Gebrauchsinformation vor. Dies gilt auch für die Phase IV der klinischen Prüfung. Die erforderlichen Informationen für die Durchführung der klinischen Prüfungen ergeben sich in allen Phasen aus dem Prüfplan.

Angaben, wie z.B. Warnhinweise, Anwendungsgebiete, Gegenanzeigen, Nebenwirkungen und Wechselwirkungen mit anderen Mitteln sollten aus Gründen der zivilen und strafrechtlichen Verantwortlichkeit des pharmazeutischen Unternehmers gemacht werden. Dies gilt insbesondere für die Phase IV der klinischen Prüfung.

Arzneimittelzulassung

von *B. Schnieders*

Einleitung

Das am 1. Januar 1978 in Kraft getretene neue Arzneimittelgesetz (AMG) stellt bewußt den Gesichtspunkt der präventiven Sicherheitskontrolle für Arzneimittel in das Zentrum seiner rechtlichen Bestimmungen. Bereits während der Gültigkeit des Arzneimittelgesetzes aus dem Jahre 1961 hatten bekanntgewordene schwerwiegende unerwünschte Arzneimittelwirkungen auf die sachliche Notwendigkeit hingewiesen, das bisher bestehende Registrierungsverfahren mit nur formellen Kriterien durch ein Zulassungsverfahren mit materieller Beurteilung der Arzneimittel als eine vorbeugende Sicherheitsprüfung zu ersetzen. Der Bundesminister für Jugend, Familie und Gesundheit (BMJFG) wies aus diesem Grunde mit seiner „Richtlinie über die Prüfung von Arzneimitteln" vom 11. Juni 1971 das Bundesgesundheitsamt (BGA) an, Arzneimittel mit neuen Stoffen oder Zubereitungen mit nicht bekannter Wirksamkeit nur dann zu registrieren, wenn Wirksamkeit und Unbedenklichkeit nach den Bestimmungen dieser Richtlinie nachgewiesen seien.

A. Zulassungspflicht

Das geltende Arzneimittelgesetz fordert eine Zulassung nach den neuen gesetzlichen Regelungen als Vertriebsvoraussetzung für alle Fertigarzneimittel, d.h. für alle Arzneimittel, die im voraus hergestellt und in einer zur Abgabe an den Verbraucher bestimmten Packung in der Bundesrepublik Deutschland und dem Land Berlin in den Verkehr gebracht werden – mögen diese neue oder bereits bekannte Arzneistoffe enthalten.

B. Zulassungskriterien

Zugelassene Fertigarzneimittel müssen den in sie gesetzten Sicherheiterwartungen entsprechen. Im Zulassungsverfahren gilt es daher zu entscheiden, ob die Nachweise von Qualität, Wirksamkeit und Unbedenklichkeit den vom AMG gesetzten Anforderungen genügen und die Bedingungen entsprechend dem jeweils gesicherten Stand der wissenschaftlichen Erkenntnis erfüllen. Welches der „jeweils gesicherte Erkenntnisstand" ist, d. h., welche Anforderungen an Art und Umfang der analytischen, pharmakologisch-toxikologischen und klinischen Prüfungen zu stellen sind, sollen nach den Ausführungen des AMG Arzneimittelprüfrichtlinien festlegen. Diese sind vom Bundesminister für Jugend, Familie, Frauen und Gesundheit als Verwaltungsvorschriften zu erlassen, damit ihre Prüfungsprofile – nach Anhörung von Sachverständigen der pharmazeutischen und medizinischen Wissenschaft – möglichst rasch dem jeweils gesicherten Stand der wissenschaftlichen Erkenntnis angepaßt werden können.

Diese Richtlinien sind bisher noch nicht erlassen (Entwurf des BMJFFG seit dem 14. 11. 1986 vorliegend); unbestritten handelt es sich hierbei um eine schwierig zu fassende, komplexe Materie, zumal der Erkenntnisstand infolge der ungeheuren Vielfalt betroffener Sachgebiete unterschiedlich entwickelt und dokumentiert ist. Zwar existieren im pharmazeutischen Richtliniensystem der Europäischen Gemeinschaft (EG) – Basis der Arzneimittelgesetze der Mitgliedsländer – allgemeine Prüfvorschriften; diese sind aber noch nicht vollständig in nationales Recht transponiert.

Schwierigkeiten bei der Erstellung allgemein gültiger Prüfvorschriften leiten sich besonders aus der Tatsache ab, daß es kaum möglich ist, in einem starren Prüfschema einerseits alle jene Kriterien festzulegen, deren Erfüllen in einer Vielzahl denkbarer Fälle größtmögliche Sicherheit versprechen, und andererseits existierende individuelle Arzneimittelfaktoren mit einer großen Variationsbreite zu berücksichtigen. Äußerst zweifelhaft erscheint zudem, ob etwa ein starres „Prüfschema" wissenschaftlich und ökonomisch vertretbar ist und den auf die Sicherheit im Arzneimittelwesen ausgerichteten Intentionen des AMG entsprechen würde. Prüfvorschriften können nur als Rahmenrichtlinien gesehen werden, deren Ausfüllung im jeweiligen Fall sachverständig erfolgen muß. Dieses impli-

ziert, daß für einzelne Arzneimittel auch über den Rahmen hinausgehende erforderliche Untersuchungen aus Sicherheitserwägungen durchgeführt werden können und müssen. Da im Zulassungsverfahren die Beweisführung grundsätzlich für das spezifische Arzneimittelmodell im Einzelfall erfolgt, kann und sollte daher Schematismus unbedingt vermieden werden; nicht entscheidungsrelevante oder gar praxisferne Anforderungen stellen erhebliche Hemmfaktoren für die notwendige Entwicklung der Arzneitherapie dar.

Die kontroversesten Ansichten betreffen die Art und den Umfang des Wirksamkeitsnachweises; gekennzeichnet ist diese Situation durch die Pluralität der wissenschaftlichen Lehrmeinungen bzw. therapeutischen Heilverfahren.

1. Qualität

Die gleichbleibende Beschaffenheit eines Arzneimittels, der konstante Gehalt an arzneilich wirksamen Bestandteilen, die gleiche Freisetzung der Wirkstoffe aus der Zubereitung, die Haltbarkeit des Produktes – kurz: seine pharmazeutische Qualität – ist Grundvoraussetzung für die Verwendung eines Arzneimittels und die Gewährleistung einer gleichbleibenden medikamentösen Behandlung. Da eine starke Abhängigkeit der Qualität eines Arzneimittels z.B. von der Reinheit der verwendeten Rohstoffe, der Wirk- und Hilfsstoffzusammensetzung sowie dem Herstellungsverfahren unstrittig einsichtig ist, umfaßt die Qualitätsprüfung im Zulassungsverfahren u.a. die analytische Prüfung aller für ein Arzneimittel verwendeten Bestandteile, die Kontrollmethoden für das fertige Arzneimittel sowie die Haltbarkeitsprüfung am Endprodukt einschließlich der Stabilitätsuntersuchungen in der endgültigen, für den Verbraucher bestimmten Verpackung.

2. Wirksamkeit und Unbedenklichkeit

„Unter den Wirkungen eines Arzneimittels wird man sämtliche Reaktionen zu verstehen haben, die in meßbarer, fühlbarer oder sonst erkennbarer Weise durch ein Arzneimittel bei Mensch oder Tier, in vivo oder in vitro ausgelöst werden. Wirksamkeit ist demgegenüber in erster Linie ein ärztlich wertender Begriff und setzt die tatsächlich festgestellten Wirkungen in eine Beziehung zu dem gewünschten oder

erwarteten Erfolg und bewertet sie nach dem Grad, in dem dieser Erfolg erreicht wird. Er umfaßt die Summe aller in einer bestimmten therapeutischen Situation bei einem bestimmten Anwendungsgebiet erwünschten Wirkungen eines Arzneimittels; anders ausgedrückt: Wirksamkeit ist erkennbar als Heilung oder Linderung einer Krankheit oder Mißbefindlichkeit, Besserung des Befindens, Vermeidung einer Krankheit oder Komplikation. In Abhängigkeit von der Zweckbestimmung des konkreten Arzneimittels kommen auch andere Ziele, z. B. diagnostische oder prophylaktische, in Betracht" (Fülgraff).

Unbedenklichkeit heißt, daß das vorhersehbare Risiko unerwünschter Arzneimittelwirkungen als vom ärztlichen Standpunkt vertretbar angesehen wird angesichts der bei einer gegebenen Indikation zu erwartenden Wirksamkeit.

Die Begriffe Wirksamkeit und Unbedenklichkeit lassen sich nicht unabhängig voneinander betrachten. Sie besitzen neben ihrem normativen Charakter auch einen quantitativen Aspekt. Je ausgeprägter die Wirksamkeit des Arzneimittels und je gravierender die Indikation ist, bei der es therapeutisch angewandt wird, desto schwerere unerwünschte Arzneimittelwirkungen können toleriert werden. Je geringer die Wirksamkeit und je banaler das Anwendungsgebiet ist, desto geringfügiger dürfen Risikofaktoren sein.

Anlage und Inhalt klinischer Prüfungen haben sich an diesen Zusammenhängen zu orientieren. Art und Umfang der im Zulassungsverfahren vorzulegenden Studien sowie die Kriterien der Untersuchungen können demnach entsprechend der Natur der zu untersuchenden Arzneisubstanzen sowie den vorgesehenen Anwendungsgebieten variieren. Die therapeutische Wirksamkeit kann verständlicherweise nicht als allgemein geltender, feststehender Absolutwert angesehen, sondern muß an dem konkreten Heilanspruch des jeweiligen Arzneimittels gemessen werden. Der Formulierung der Anwendungsgebiete kommt infolgedessen bei der Beurteilung erhöhte Bedeutung zu.

Für das Zulassungsverfahren bedeutet dieses, daß die Möglichkeit zur Flexibilität in der Beweisführung der therapeutischen Wirksamkeit gegeben sein muß; tatsächlich sind bisher weder Art, Umfang noch Methodik gesetzlich festgelegt oder vorgeschrieben. In der Praxis differieren daher auch Prüfungsweise, Ausmaß, methodischer Ansatz sowie medizinische

Bewertung durch den klinischen Prüfer oder den klinischen Gutachter je nach therapeutischem Einsatzgebiet des jeweiligen Arzneimittels enorm stark; dieses sicherlich häufig auch deswegen, weil auf nicht wenigen Gebieten der im Arzneimittelgesetz vorausgesetzte „jeweils gesicherte Stand der wissenschaftlichen Erkenntnisse" bisher einer befriedigenden Beschreibung ermangelt, ursächlich wesentlich bedingt durch das nur lückenhafte Wissen bzw. völlige Nichtwissen über jeweilige Ursachen der zu behandelnden Krankheit oder Mißbefindlichkeit sowie über erfolgversprechende Behandlungsstrategien etc.

Ob ein Arzneimittel ausreichend geprüft worden ist oder ob die angegebene therapeutische Wirksamkeit vom Antragsteller ausreichend begründet worden ist, kann heute nicht – wenn überhaupt jemals – aus der schematischen Anwendung eines vorgegebenen Regelsystems abgeleitet werden. Im Zulassungsverfahren ist daher eine differenzierte Betrachtung eines jeden Antrages erforderlich, die von den besonderen Bedingungen des Einzelfalles ausgeht.

Ob sich der Hersteller beim Wirksamkeitsnachweis auf bibliographische Unterlagen beruft, ob er ärztliches Erfahrungsmaterial verwendet oder ob er z. B. die Ergebnisse eines randomisierten Doppelblindversuches gegen Placebo oder Standardtherapie einreicht, immer wird geprüft, ob das vorgelegte Material den Schluß auf angemessene Wirksamkeit bei den beanspruchten Anwendungsgebieten zuläßt. Dabei ist es für die Entscheidung gleichgültig, ob es sich bei dem therapeutischen Anspruch z. B. um eine kausale oder symptomatische Therapie oder um die Substitution körpereigener Bestandteile handelt. Trotz dieser Differenzierungen muß natürlich angestrebt werden, daß selbst bei kasuistisch orientierter Entscheidungsfindung im Arzneimittelbereich die nötige Homogenität in der Beurteilungspraxis insgesamt erhalten bleibt.

Bei der Bewertung von Erkenntnismaterial für bekannte Arzneistoffe und -zubereitungen ergeben sich bezüglich der Einhaltung eines gemeinsam vertretbaren Konzeptes der Beurteilung im Zulassungsverfahren häufiger Schwierigkeiten als bei neuen Stoffen, für die die Ergebnisse speziell mit dem jeweiligen Arzneimittel durchgeführter Prüfungen vorgelegt werden. Bekanntlich hat der Gesetzgeber für bekannte Arzneistoffe die Möglichkeit eingeräumt, im Zulassungsverfahren anstelle der Ergebnisse pharmakologisch-toxikologischer und

klinischer Prüfungen anderes wissenschaftliches Erkenntnismaterial vorzulegen, falls Wirksamkeit und Unbedenklichkeit des jeweiligen Arzneimittels aufgrund dieser Unterlagen bestimmbar sind. Pharmakologisch-toxikologische und klinische Untersuchungen sind demnach nicht mehr notwendig, wenn sie bestenfalls geeignet wären, bereits bekannte wissenschaftliche Erkenntnisse zu bestätigen.

Verständlicherweise ist die therapeutische Wirksamkeit des Arzneimittels nicht gleichzusetzen mit einer isolierten Wirkung seines arzneilichen Bestandteiles. Der Gesetzgeber unterscheidet ausdrücklich zwischen Wirkung und Wirksamkeit Nicht jede Wirkung ist zur Erzielung eines therapeutischen Erfolges geeignet. In der Regel ist es daher nicht ausreichend festzustellen, daß ein Arzneistoff diesen oder jenen Meßparameter, die eine oder andere Beobachtungsgröße wann, wo und wie beeinflußt. Grundsätzlich ist die Kenntnis erforderlich, ob der Arzneistoff für eine effektive Therapie geeignet ist, und welche erwünschten und unerwünschten Wirkungen er in die vorzunehmende Nutzen/Risikoabschätzung einbringt.

Zweifellos gibt es Fälle (z.B. Lipidsenker), in denen der Wirksamkeitsnachweis bei der eigentlich zu behandelnden Erkrankung noch nicht erbracht werden kann, möglicherweise aber die Beeinflussung eines Parameters – einer meßbaren Größe – den Entstehungs- bzw. Heilungsverlauf günstig beeinflussen könnte. Als Ausnahme kann in einem solchen Falle konsequenterweise höchstens z.B. die Senkung dieses meßbaren Parameters als Ersatzkriterium für das Anwendungsgebiet in Anspruch genommen, nicht jedoch irgendeine therapeutische Beeinflussung der Krankheit selbst behauptet werden.

C. Zulassungsentscheidung

Dem Zulassungsverfahren liegt eine Unterlagenprüfung zugrunde. Die Entscheidung über das Vorhandensein der erforderlichen Qualität, Wirksamkeit und Unbedenklichkeit eines Arzneimittels wird bei neuen Arzneistoffen aufgrund der vom Hersteller dafür eingereichten Dokumentation getroffen.

Externer Sachverstand wird grundsätzlich eingebracht in Form der verpflichtend jedem Antrag beizufügenden Sachverständigengutachten sowie der im Gesetz verankerten Beteili-

gung von Kommissionen bei der Zulassung von Arzneimitteln aus neuen Arzneistoffen.

Das BGA trifft allerdings die Entscheidungen über die Zulassung – wie alle behördlichen Maßnahmen sind auch diese justitiabel – in alleiniger Kompetenz. Es darf die Zulassung gemäß den gesetzlichen Vorschriften u. a. nur dann versagen wenn mindestens einer der folgenden Sachverhalte zutrifft:

– die vorgelegten Unterlagen sind unvollständig,
– das Arzneimittel ist nicht nach dem jeweils gesicherten Stand der wissenschaftlichen Erkenntnisse ausreichend geprüft worden,
– das Arzneimittel weist nicht die nach den anerkannten pharmazeutischen Regeln angemessene Qualität auf,
– dem Arzneimittel fehlt die vom Antragsteller angegebene therapeutische Wirksamkeit oder diese ist nach dem jeweils gesicherten Stand der wissenschaftlichen Erkenntnisse vom Antragsteller unzureichend begründet,
– bei dem Arzneimittel besteht der begründete Verdacht, daß es bei bestimmungsgemäßem Gebrauch schädliche Wirkungen hat, die über ein nach den Erkenntnissen der medizinischen Wissenschaft vertretbares Maß hinausgehen.

D. Beteiligung von Sachverständigen

1. Sachverständigengutachten

Die Bestimmungen des AMG sehen vor, daß mit der Übersendung der Zulassungsunterlagen die Vorlage je eines analytischen, pharmakologisch-toxikologischen und klinischen Gutachtens zu erfolgen hat. Dieser Forderung liegt die Vorstellung zugrunde, daß die Gesamtheit der in den jeweiligen Bereichen für ein Arzneimittel vorliegenden Unterlagen jeweils von einem Experten hinsichtlich der angewandten Methodik sowie der Kontrollmethoden beurteilt und die erhaltenen Prüfungsergebnisse kritisch bewertet werden sollen. Aus dem klinischen Gutachten muß z. B. hervorgehen, ob das Arzneimittel bei den angegebenen Anwendungsgebieten angemessen wirksam ist, ob die vorgesehene Dosierung zweckmäßig ist und welche Gegenanzeigen und Nebenwirkungen bestehen.

Die Gutachten sollen als Entscheidungshilfe im Zulassungsverfahren dienen; eine kritische Würdigung aller – positiver und negativer – Befunde sollte daher selbstverständlich sein.

2. Zulassungskommissionen

Vor der Entscheidung über die Zulassung eines Arzneimittels mit einer neuen Substanz hat das BGA eine Kommission zu hören. Grundgedanke dieses Konzeptes ist es, der Behörde in dem jeder Entscheidung zugrundeliegenden Ermessensspielraum fachkundige Beratung zu gewähren und die Urteilsfindung über Zulassung oder Versagung eines Arzneimittels durch Anhörung externer Sachverständiger zu erleichtern. Die Anhörung der Kommission im Zulassungsverfahren erstreckt sich auf den Inhalt der eingereichten Unterlagen, insbesondere die Sachverständigengutachten, das Prüfungsergebnis und die entscheidungsrelevanten Gründe. Die Kommission gibt nach eingehender Erörterung eine Stellungnahme zu dem jeweiligen Arzneimittel ab. Nach der Fassung des Arzneimittelgesetzes kann das BGA von dieser Empfehlung abweichen, hat aber dann die Gründe für seine abweichende Haltung darzulegen.

E. Zulassungsverfahren

Um eine behördenbedingte Verzögerung des Inverkehrbringens neuer Fertigarzneimittel – einen sogenannten „drug lag" – zu vermeiden, sieht das AMG eine Entscheidungsfrist über den Zulassungsantrag von in der Regel vier Monaten und ausnahmsweise sieben Monaten vor. Die Fristsetzung beginnt bei Eingang des Zulassungsantrages beim Bundesgesundheitsamt, ruht jedoch während der Zeit der Behebung von Mängeln oder der Anhörung von Sachverständigen des Herstellers.

Die Erfüllung dieses gesetzlichen Auftrages kann nur erreicht werden, wenn in der Regel eine zweiphasige Bearbeitung stattfindet. Dieses Verfahren setzt voraus, daß
– seitens des Bundesgesundheitsamtes alle bestehenden Mängel in einem Mängelbericht dem pharmazeutischen Hersteller mitgeteilt werden und
– seitens des Antragstellers nur eine einmalige und abschließende Stellungnahme zum Mängelbericht des Amtes möglich ist.

Für EG-Zulassungen gelten Sonderbestimmungen.

F. Zugelassene Arzneimittel

Die Beobachtungen unter den vielfältigen Bedingungen der Praxis nach der Einführung eines neuen Arzneimittels (Phase IV) gelten der Bewährung, der Feststellung weiterer unerwünschter Wirkungen sowie der Festigung der Anwendungsgebiete. Jedes neue Arzneimittel ist zunächst für fünf Jahre verschreibungspflichtig und damit der besonderen Verantwortung des Arztes anvertraut. Eine Zeit, die erhöhte Aufmerksamkeit in der Feststellung erwünschter und unerwünschter Arzneimittelwirkungen bei der Anwendung der Arzneimittel erfordert. Aber auch allgemein als bekannt geltende Substanzen können Ursachen folgenschwerer Schäden sein. Mögliche Schäden vermeiden oder wenigstens auf ein Mindestmaß beschränken zu können, setzt das Wissen um sie voraus – ihre Meldung an die Arzneimittelkommission der Ärzteschaft oder das Bundesgesundheitsamt.

Der Bitte um „überwachte Anwendung" eines Arzneimittels nach der Zulassung oder um Mitarbeit bei der Durchführung von Phase-IV-Studien sollte unbedingt gefolgt werden – selbstverständlich vorausgesetzt, daß es sich dabei um eine echte, auf Erkenntnisgewinn abgestellte Erprobung handelt und nicht um eine „marktstrategische Maßnahme". Der pharmazeutische Hersteller hat nämlich bereits zwei Jahre nach der Zulassung eines neuen Arzneimittels einen Erfahrungsbericht vorzulegen, in dem er u. a. neue Erkenntnisse über Wirkungen, Art und Häufigkeit von Nebenwirkungen, Gegenanzeigen, Wechselwirkungen mit anderen Mitteln, eine Gewöhnung, eine Abhängigkeit oder einen nicht bestimmungsgemäßen Gebrauch mitzuteilen hat.

Das angestrebte Ziel des AMG ist, die größtmögliche Sicherheit bei der Anwendung von Arzneimitteln zu gewährleisten – ein permanenter Prozeß von Nutzen/Schaden-Abschätzung aller Arzneimittel.

Literatur

Bericht des Ausschusses für Jugend, Familie und Gesundheit. Bundestagsdrucksache 7/5091 vom 26. 4. 76, S. 6.

Bock, K. D.: Arzneimittelprüfung am Menschen. 3. Essener Hypertonie-Kolloquium, 16./17. Nov. 1979, Friedrich Vieweg & Sohn, Braunschweig/Wiesbaden, 1980.

Fülgraff, G., Kewitz, H.: Arzneimittelprüfung durch den niedergelassenen Arzt. Gustab-Fischer-Verlag, Stuttgart, 1979.

Lewandowski, G., Schnieders, B.: Grundzüge der Zulassung und Registrierung von Arzneimitteln in der Bundesrepublik Deutschland. Aesopus Verlag GmbH, München, Lugano, 1977.

Schnieders, B.: Verfahren und Entscheidungskriterien nach dem Arzneimittelgesetz. Internationale Vereinbarungen. Aesopus Verlag GmbH, München, Lugano (im Druck).

III Anhang

Checkliste für die Durchführung klinischer Prüfungen von Arzneimitteln

1. Abwägung der ärztlichen Vertretbarkeit einer klinischen Prüfung durch ein Gremium beim pharmazeutischen Unternehmer.
2. Hinterlegung der pharmakologisch-toxikologischen Unterlagen beim Bundesgesundheitsamt.
3. Abschluß der Probandenversicherung durch den pharmazeutischen Unternehmer.
4. Erstellung eines Prüfplans unter Berücksichtigung der geeignetsten biometrischen Verfahren.
5. Nominierung der Leiter der klinischen Prüfungen (mit zweijähriger Erfahrung) und ihrer Mitarbeiter.
6. Diskussion des Prüfplans mit dem Leiter der klinischen Prüfung, gegebenenfalls mit weiteren Prüfärzten.
   Bei der klinischen Prüfung an Patienten zusätzliche Nutzen-Risiko-Abwägung nach § 41 Nr. 1 AMG.
7. Aufklärung und Einholung des Einverständnisses bei Probanden in schriftlicher Form, bei Patienten auch in mündlicher Form unter Zuziehung eines Zeugen (evtl. Prot. Vermerk), nach § 40 Absatz 1 Nr. 2, § 40 Absatz 2 (Widerrufbarkeit der Einwilligung!), § 41 Nr. 6 und Nr. 7 AMG (Protokollvermerk!).
8. Beachtung der besonderen Bestimmung für geschäftsunfähige oder beschränkt geschäftsfähige Personen (§ 40 Absatz 2, § 41 Nr. 2–6 AMG), bei Anstaltsverwahrung (§ 40 Absatz 1 Nr. 3 AMG), sowie hinsichtlich minderjähriger Probanden (§ 40 Absatz 4 AMG).
9. Beachtung eventuell ergangener Prüfrichtlinien (§ 26 AMG) und gegebenenfalls der Strahlenschutzverordnung, insbesondere deren § 41 AMG.
10. Information über Probandenversicherung und Beachtung

der Obliegenheiten nach den „Allgemeinen Versicherungsbedingungen für klinische Prüfungen von Arzneimitteln" durch den Prüfarzt und den Probanden bzw. Patienten.

11. Dokumentation des Prüfungsablaufes, der Einhaltung
bzw. eventueller Änderungen der Prüfpläne.

Checkliste zur Patientenaufklärung

Aufklärung über Wesen, Bedeutung und Tragweite der
klinischen Prüfung:

1. Art und Ziel der Untersuchung
   (Methodik, Vergleichsmedikation etc.) ☐
   a) Wirkung (etc.) der zu untersuchenden Substanz ☐
   b) bisherige Erfahrungen (bei Gesunden, bei Kranken) ☐
   c) mögliche Nebenwirkungen ☐

2. Befolgung der ärztlichen Anordnung durch den Patienten,
   insbesondere ☐
   a) regelmäßige Medikamenteneinnahme ☐
   b) keine eigenmächtige Änderung oder Ergänzung
      der medikamentösen oder sonstigen Behandlung ☐
   c) Selbstbeobachtung ☐
   d) Einhaltung der Untersuchungstermine ☐
   e) .... ☐

3. Versicherungsschutz (inkl. Obliegenheiten des Patienten) ☐

4. Datenschutz ☐

5. Widerrufsmöglichkeit ☐

6. Einverständniserklärung des Patienten
   (siehe Protokollvermerk in Patientendokumentation) ☐

7. Aufklärung konnte gemäß § 41 Nr. 7 AMG entfallen ☐

entfällt
bei dieser
Studie

Datum   Unterschrift   Name des Zeugen
               Arzt

evtl. Hinweis auf schriftlich erfolgte Einverständniserklärung
(siehe gesonderte Einverständniserklärung in den
Krankenunterlagen des Patienten) ☐

Zutreffendes bitte ankreuzen

Muster für Einverständniserklärungen

A. Allgemeine Einverständniserklärung für klinische Prüfungen der Phase I in Pharmaunternehmen

1. Ich bin davon unterrichtet worden, daß es zur Entwicklung neuer Arzneimittel erforderlich ist, daß wissenschaftliche Prüfungen an gesunden Menschen vorgenommen werden. Dies entspricht weltweiter Übung, ärztlicher Überzeugung und den Vorschriften des deutschen Arzneimittelrechts.

2. Die zu untersuchenden Präparate sind auf ihre biologische Wirkung durch pharmakologische und toxikologische Untersuchungen an Tieren den Vorschriften entsprechend geprüft worden. Der Zweck der erstmaligen Anwendung der Prüfpräparate am Menschen besteht darin, Hinweise für
   a) Verträglichkeit
   b) Wirksamkeit
   c) Aufnahme, Blutspiegel, Ausscheidung, Stoffwechsel
   zu gewinnen.

3. Die Prüfungsleitung wird bei . . . . liegen.

4. Ich werde durch den ärztlichen Prüfungsleiter über das spezielle Prüfpräparat und über die mit dessen Einnahme verbundenen Risiken aufgeklärt werden. Mir wird bekanntgegeben werden, welche Anforderungen im Laufe der Prüfung an mich gestellt werden. Ich bin bereit, mich nach den Anordnungen des ärztlichen Prüfungsleiters zu richten.

5. Ich bin damit einverstanden, mich vor, während und nach der Prüfung ärztlich genau untersuchen zu lassen.

6. Ich erkläre mich ausdrücklich und aus freien Stücken prinzipiell damit einverstanden, daß vorbezeichnete Untersuchungen bei mir durchgeführt werden. Ich werde vor Durchführung einer speziellen Arzneimittelprüfung eine spezielle Einverständniserklärung abgeben. Ich habe das Recht, meine allgemeine und jede spezielle Einverständniserklärung jederzeit zurückzuziehen, wenn mir die mit der Untersuchung verbundenen Risiken oder persönlichen Einschränkungen nicht zumutbar erscheinen.

7. Ich gebe diese allgemeine und spätere spezielle Einverständniserklärung unter der Bedingung ab, daß Gesundheitsschädigungen von der Berufsgenossenschaft als Arbeitsunfall anerkannt werden oder, wenn dies nicht der Fall sein sollte, daß mich die Firma X so stellen wird, wie ich gestellt wäre, wenn die Berufsgenossenschaft die Gesundheitsschädigung als Arbeitsunfall anerkannt hätte.

8. Die Abgabe dieser allgemeinen sowie jeder speziellen Einverständniserklärung erfolgt nach Rücksprache und im Einvernehmen mit meinem unmittelbaren Vorgesetzten.

....
        (Ort)   (Datum)

                            ....
                            (Unterschrift des Probanden)

                            ....
                            (Wiederholung des Namens in
                            Schreibmaschinenschrift mit
                            Angabe der Abteilung)

B. Spezielle Probandeneinverständniserklärung
(für weibliche Probanden/Patienten)

1. Ich bin durch Herrn/Frau Dr. med.......................
   am ....
   über folgendes unterrichtet worden:
   a) Das Prüfpräparat....................................
      ist auf seine biologische Wirkung durch pharmakologische und toxikologische Untersuchungen an Tieren den Vorschriften des neuen AMG vom 24. 08. 1976 entsprechend geprüft worden. Hierbei haben sich keine Bedenken gegen die Anwendung am Menschen ergeben.
   b) Der Prüfplan (.......................................)
      und die sich daraus für mich ergebenden Anforderungen

sowie der Zweck der Untersuchung sind mir bekannt:

. . . .

c) Über die theoretisch denkbaren unerwünschten Arzneimittelwirkungen bei der Anwendung des oben genannten Prüf-Handels-Präparates bin ich aufgeklärt worden;

. . . .

d) Für den Fall einer Gesundheitsschädigung infolge der Anwendung des Prüf-Handels-Präparates besteht zugunsten eines jeden Probanden die gesetzliche Probandenversicherung mit einer Deckungssumme bis 500 000,– DM.

2. Ich erkläre mich damit einverstanden, daß die vorgenannte Arzneimittelprüfung einschließlich der dafür notwendigen ärztlichen Untersuchungen an mir durchgeführt werden, wobei ich mir vorbehalte, meine Mitwirkung an dieser Prüfung jederzeit zu beenden. Ferner erkläre ich meine Bereitschaft, mich an die ärztlichen Anordnungen des Prüfungsleiters für die Zeit vor, während und nach der Prüfung zu halten.

3. Ich gebe diese Einverständniserklärung unter der Bedingung ab, daß alle Angaben und alle im Verlaufe der Prüfung erhobenen Befunde, die meinen Gesundheitszustand betreffen, der ärztlichen Schweigepflicht unterliegen.

4. Untersuchungen zu einer möglichen Mißbildung im Falle einer Schwangerschaft existieren bislang nicht. Eine Schwangerschaft sollte demzufolge ausgeschlossen sein. Für den äußerst seltenen Fall einer unbekannt bestehenden Schwangerschaft kann daher ein gewisses Risiko nicht ausgeschlossen werden.

. . . .
(Ort, Datum)

. . . .

(Unterschrift des Arztes)   (Unterschrift der Probandin)

C. Spezielle Probandeneinverständniserklärung
(für männliche Probanden/Patienten)

1. Ich bin durch Herrn/Frau Dr. med. . . . .
   am . . . .

über folgendes unterrichtet worden:

a) Das Prüfpräparat....................................... ist auf seine biologische Wirkung durch pharmakologische und toxikologische Untersuchungen an Tieren den Vorschriften des neuen AMG vom 24. 08. 1976 entsprechend geprüft worden. Hierbei haben sich keine Bedenken gegen die Anwendung am Menschen ergeben.

b) Der Prüfplan (.......................................) und die sich daraus für mich ergebenden Anforderungen sowie der Zweck der Untersuchung sind mir bekannt: ....

c) Über die theoretisch denkbaren unerwünschten Arzneimittelwirkungen bei der Anwendung des oben genannten Prüf-Handels-Präparates bin ich aufgeklärt worden; ....

d) Für den Fall einer Gesundheitsschädigung infolge der Anwendung des Prüf-Handels-Präparates besteht zugunsten eines jeden Probanden die gesetzliche Probandenversicherung mit einer Deckungssumme bis 500 000,– DM.

2. Ich erkläre mich damit einverstanden, daß die vorgenannte Arzneimittelprüfung einschließlich der dafür notwendigen ärztlichen Untersuchungen an mir durchgeführt werden, wobei ich mir vorbehalte, meine Mitwirkung an dieser Prüfung jederzeit zu beenden. Ferner erkläre ich meine Bereitschaft, mich an die ärztlichen Anordnungen des Prüfungsleiters für die Zeit vor, während und nach der Prüfung zu halten.

3. Ich gebe diese Einverständniserklärung unter der Bedingung ab, daß alle Angaben und alle im Verlaufe der Prüfung erhobenen Befunde, die meinen Gesundheitszustand betreffen, der ärztlichen Schweigepflicht unterliegen.

....
(Ort, Datum)

....
(Unterschrift des Arztes)   (Unterschrift des Probanden)

Muster für einen Protokollvermerk zum Patientenbogen über Aufklärung und Einwilligung

Der Patient wurde von mir über Wesen, Bedeutung und Tragweite der klinischen Prüfung sowie über den gesetzlichen Versicherungsschutz und die damit auch für ihn verbundenen Obliegenheiten aufgeklärt.

Die Einwilligung wurde vom Patienten

- schriftlich (gesonderte Einverständniserklärung
  in den Krankenunterlagen)   ☐
- mündlich in Gegenwart des Zeugen   ☐
- mündlich von seinem gesetzlichen Vertreter/Pfleger
  in Gegenwart des Zeugen   ☐

gegeben.

Die Aufklärung und Einwilligung konnte gemäß
§ 41 Nr. 7 AMG entfallen   ☐

Der Patient wurde von mir darauf hingewiesen, daß er
seine Einwilligung jederzeit und ohne Angabe von Gründen
widerrufen kann   ☐

Datum   Unterschrift/Klinikstempel

Klinische Prüfung von Arzneimitteln (Merkblatt des Bundesverbandes der Pharmazeutischen Industrie e. V.)*

Merkblatt zur Durchführung von klinischen Arzneimittelprüfungen in der Bundesrepublik Deutschland unter Beachtung der §§ 40 und 41 AMG und der Versicherungsbedingungen für klinische Prüfungen.

1.1. Dieses Merkblatt wendet sich – ebenso wie die einschlägigen Vorschriften, insbesondere die §§ 40 und 41 des Arzneimittelgesetzes (AMG)[1] – nicht nur an den Leiter der klinischen Prüfung, sondern auch an jeden, der bei der Durchführung klinischer Prüfungen mitwirkt (§ 96 Nr. 10 u. § 97 Abs. 2 Nr. 9 AMG). Das Merkblatt ist als Hinweis auf die wichtigsten Vorschriften zu verstehen. Es kann die Lektüre dieser Bestimmungen und der Fachliteratur jedoch nicht ersetzen.

1.2. Die klinische Prüfung muß von einem Arzt geleitet werden, der mindestens eine zweijährige Erfahrung in der klinischen Prüfung von Arzneimitteln nachweisen kann.

1.3. Wenn der Leiter der klinischen Prüfung ein Arzt ist, der nicht im pharmazeutischen Unternehmen tätig ist, so benennt dieses in der Regel einen Mitarbeiter (Monitor), der den Dialog mit den Ärzten führt und auf die Einhaltung des Prüfplans achtet.

1.4. Jeder klinischen Prüfung liegt ein Prüfplan zugrunde, weil nur so die notwendigen Daten für die Zulassung eines Arzneimittels erstellt und der Schutz von Probanden und Patienten durch eine Versicherung nach § 40 AMG gewährleistet werden kann. Dieser Prüfplan und gegebenenfalls auch seine Änderungen und Ergänzungen (z.B. nach Vorliegen erster Prüfungsergebnisse) sind von jedem an der Prüfung mitwirkenden Arzt genau zu beachten. Nach Beendigung der Prüfung gemäß Prüfplan dürfen Patienten bzw. Probanden nicht weiter mit dem Prüfpräparat behandelt werden; gegebenenfalls ist also die Durchführung einer ergänzenden klinischen Prüfung zu planen und zu vereinbaren.

---

* Pharm. Ind. 42, Nr. 5 (1980).
1 Die §§ 40, 41 u. 42 AMG sind als Anhang I abgedruckt.

1.5. Mit der Information des Leiters der klinischen Prüfung über den Prüfplan verbunden ist die Information über die Ergebnisse der pharmakologisch-toxikologischen Prüfung und die voraussichtlich mit der klinischen Prüfung verbundenen Risiken durch den für die pharmakologisch-toxikologische Prüfung verantwortlichen Wissenschaftler. Hierbei wird dem Leiter der klinischen Prüfung die Hinterlegung der Ergebnisse beim Bundesgesundheitsamt bestätigt.

2. Wer eine klinische Prüfung durchführt, muß insbesondere folgende Regelungen der §§ 40 und 41 AMG beachten:

2.1. Allgemeine Voraussetzungen: § 40 Abs. 1 Nr. 1 und § 41 Nr. 1 AMG (Nutzen-Risiko-Abwägung).

2.2. Hinsichtlich der notwendigen Aufklärung und Einwilligung der Probanden und Patienten: § 40 Abs. 1 Nr. 2, § 40 Abs. 2, § 41 Nr. 6 und § 41 Nr. 7 AMG.

2.3. Hinsichtlich der Personen, die geschäftsunfähig oder in ihrer Geschäftsfähigkeit beschränkt sind: § 40 Abs. 2 und § 41 Nr. 2 bis 6 AMG.

2.4. Bei Personen, die auf gerichtliche oder behördliche Anordnung in einer Anstalt verwahrt sind, können klinische Prüfungen nicht vorgenommen werden: § 40 Abs. 1 Nr. 3 AMG.

2.5. Hinsichtlich minderjähriger Probanden: § 40 Abs. 4 AMG.

§ 40 AMG gilt für die Prüfungen an Gesunden (Probanden) und an Kranken (Patienten), sofern § 41 AMG für letztere nicht besondere Regelungen vorschreibt.

Zu beachten sind auch etwa nach § 26 AMG ergangene Prüfrichtlinien[2] und gegebenenfalls § 41 Strahlenschutzverordnung[3] vom 13. 10. 1976 (BGBl. I S. 2905).

---

2 Derzeit liegen nur vor: die „Richtlinie über die Prüfung von Arzneimitteln" des Bundesministers für Jugend, Familie und Gesundheit vom 11. 6. 1971 (BAnz. Nr. 113 v. 25. 6. 1971) und die „Richtlinie des Rates zur Angleichung der Rechts- u. Verwaltungsvorschriften der Mitgliedstaaten über die analytischen, toxikologisch-pharmakologischen und ärztlichen oder klinischen Vorschriften und Nachweise über Versuche mit Arzneispezialitäten" vom 20. 5. 1975 (75/318/EWG-AB Nr. L 147 v. 9. 6. 1975, S. 1).
3 § 41 Strahlenschutzverordnung ist auszugsweise als Anhang II abgedruckt.

2.6. Es muß ein Prüfplan vorliegen: § 40 Abs. 1 Nr. 7 a AMG.

3. Für Probanden und Patienten muß die gesetzlich vorgeschriebene Versicherung bestehen. Der Name des Versicherers und die Versicherungsscheinnummer werden dem Leiter der klinischen Prüfung mitgeteilt. Aus den „Allgemeinen Versicherungsbedingungen für klinische Prüfungen von Arzneimitteln" ergeben sich nachfolgende Obliegenheiten, die beachtet werden müssen:

3.1. Probanden und Patienten müssen über das Bestehen des Versicherungsvertrages und die nachfolgenden Obliegenheiten unterrichtet werden. Davon kann nur abgesehen werden, wenn die Voraussetzungen des § 41 Nr. 7 AMG vorliegen, also durch eine Unterrichtung über die Teilnahme an einer klinischen Prüfung der Behandlungserfolg gefährdet würde.

3.2. Probanden und Patienten sind darüber zu informieren, daß sie sich während der Dauer der klinischen Prüfung einer anderen medizinischen Behandlung nur im Einvernehmen mit dem klinischen Prüfer unterziehen dürfen.

3.3. Probanden und Patienten sind darüber zu informieren, daß eine Gesundheitsschädigung, die als Folge der klinischen Prüfung eingetreten sein könnte, dem Versicherer unverzüglich anzuzeigen ist. Die Anzeigepflicht erfaßt alle körperlichen Schäden, die in ursächlichem Zusammenhang mit der Anwendung des Prüfpräparates oder mit einer Maßnahme, die im Zusammenhang mit der klinischen Prüfung durchgeführt wurde, stehen können.

3.4. Hat der Versicherungsfall den Tod zur Folge, so ist dies spätestens innerhalb von 48 Stunden telegrafisch dem Versicherer anzuzeigen, und zwar auch dann, wenn eine Meldung gemäß 3.3. bereits erfolgt ist.

3.5. Eine vorsätzliche oder grob fahrlässige Verletzung der unter 3.3. genannten Obliegenheiten kann den Verlust des Versicherungsschutzes zur Folge haben.

3.6. Von dem Arzt, der die Prüfung durchführt, müssen geordnete Aufzeichnungen über die Probanden und Patienten erstellt werden. Die Aufzeichnungen müssen insbesondere so geführt werden, daß bei Eintritt einer Gesundheitsschädigung ein Zweifel über die Zugehörigkeit einzelner Personen zum

versicherten Personenkreis nicht entstehen kann. Ablauf und Ergebnisse der klinischen Prüfung, insbesondere die Feststellungen über den Gesundheitszustand vor und während der klinischen Prüfung müssen im Einzelfall rekonstruierbar sein. Der Arzt, der die Prüfung durchführt, hat den Versicherer bei der Aufklärung des Sachverhalts und der Minderung des Schadens zu unterstützen.

4. Zur Wahrung des Datenschutzes werden die Namen der Probanden und Patienten von den die klinische Prüfung durchführenden Ärzten nur verschlüsselt weitergegeben. Dies gilt nicht, wenn Probanden und Patienten der Weitergabe ihrer Namen ausdrücklich zustimmen oder wenn dies in Notfällen zur Abwendung von Gesundheitsgefahren erforderlich wird.

Anhang I (§§ 40, 41 u. 42 AMG)

§ 40 Allgemeine Voraussetzungen

(1) Die klinische Prüfung eines Arzneimittels darf bei Menschen nur durchgeführt werden, wenn und solange

1. die Risiken, die mit ihr für die Person verbunden sind, bei der sie durchgeführt werden soll, gemessen an der voraussichtlichen Bedeutung des Arzneimittels für die Heilkunde ärztlich vertretbar sind,

2. die Person, bei der sie durchgeführt werden soll, ihre Einwilligung hierzu erteilt hat, nachdem sie durch einen Arzt über Wesen, Bedeutung und Tragweite der klinischen Prüfung aufgeklärt worden ist,

3. die Person, bei der sie durchgeführt werden soll, nicht auf gerichtliche oder behördliche Anordnung in einer Anstalt verwahrt ist,

4. sie von einem Arzt geleitet wird, der mindestens eine zweijährige Erfahrung in der klinischen Prüfung von Arzneimitteln nachweisen kann,

5. eine dem jeweiligen Stand der wissenschaftlichen Erkenntnisse entsprechende pharmakologisch-toxikologische Prüfung durchgeführt worden ist,

6. die Unterlagen über die pharmakologisch-toxikologische Prüfung bei der zuständigen Bundesoberbehörde hinterlegt sind,

7. der Leiter der klinischen Prüfung durch einen für die pharmakologisch-toxikologische Prüfung verantwortli-

chen Wissenschaftler über die Ergebnisse der pharmakologisch-toxikologischen Prüfung und die voraussichtlich mit der klinischen Prüfung und die voraussichtlich mit der klinischen Prüfung verbundenen Risiken informiert worden ist,

7a. ein dem jeweiligen Stand der wissenschaftlichen Erkenntnisse entsprechender Prüfplan vorhanden ist, und

8. für den Fall, daß bei der Durchführung der klinischen Prüfung ein Mensch getötet oder der Körper oder die Gesundheit eines Menschen verletzt wird, eine Versicherung nach Maßgabe des Abs. 3 besteht, die auch Leistungen gewährt, wenn kein anderer für den Schaden haftet.

(2) Eine Einwilligung nach Abs. 1 Nr. 2 ist nur wirksam, wenn die Person, die sie abgibt

1. geschäftsfähig und in der Lage ist, Wesen, Bedeutung und Tragweite der klinischen Prüfung einzusehen und ihren Willen hiernach zu bestimmen und

2. die Einwilligung selbst und schriftlich erteilt hat.

Eine Einwilligung kann jederzeit widerrufen werden.

(3) Die Versicherung nach Abs. 1 Nr. 8 muß zugunsten der von der klinischen Prüfung betroffenen Person bei einem im Geltungsbereich dieses Gesetzes zum Geschäftsbetrieb zugelassenen Versicherer genommen werden. Ihr Umfang muß in einem angemessenen Verhältnis zu den mit der klinischen Prüfung verbundenen Risiken stehen und für den Fall des Todes oder der dauernden Erwerbsunfähigkeit mindestens fünfhunderttausend Deutsche Mark betragen. Soweit aus der Versicherung geleistet wird, erlischt ein Anspruch auf Schadensersatz.

(4) Auf eine klinische Prüfung bei Minderjährigen finden die Abs. 1 bis 3 mit folgender Maßgabe Anwendung:

1. Das Arzneimittel muß zum Erkennen oder zum Verhüten von Krankheiten bei Minderjährigen bestimmt sein.

2. Die Anwendung des Arzneimittels muß nach den Erkenntnissen der medizinischen Wissenschaft angezeigt sein, um bei dem Minderjährigen Krankheiten zu erkennen oder ihn vor Krankheiten zu schützen.

3. Die klinische Prüfung an Erwachsenen darf nach den Erkenntnissen der medizinischen Wissenschaft keine ausreichenden Prüfergebnisse erwarten lassen.

4. Die Einwilligung wird durch den gesetzlichen Vertreter oder Pfleger abgegeben. Sie ist nur wirksam, wenn dieser durch einen Arzt über Wesen, Bedeutung und Tragweite der klinischen Prüfung aufgeklärt worden ist. Ist der Minderjährige in der Lage, Wesen, Bedeutung und Tragweite der klinischen Prüfung einzusehen und seinen Willen hiernach zu bestimmen, so ist auch seine schriftliche Einwilligung erforderlich.

§ 41 Besondere Voraussetzungen

Auf eine klinische Prüfung bei einer Person, die an einer Krankheit leidet, zu deren Behebung das zu prüfende Arzneimittel angewendet werden soll, findet § 40 Abs. 1 bis 3 mit folgender Maßgabe Anwendung:

1. Die klinische Prüfung darf nur durchgeführt werden, wenn die Anwendung des zu prüfenden Arzneimittels nach den Erkenntnissen der medizinischen Wissenschaft angezeigt ist, um das Leben des Kranken zu retten, seine Gesundheit wiederherzustellen oder sein Leiden zu erleichtern.

2. Die klinische Prüfung darf auch bei einer Person, die geschäftsunfähig oder in der Geschäftsfähigkeit beschränkt ist, durchgeführt werden.

3. Ist eine geschäftsunfähige oder in der Geschäftsfähigkeit beschränkte Person in der Lage, Wesen, Bedeutung und Tragweite der klinischen Prüfung einzusehen und ihren Willen hiernach zu bestimmen, so bedarf die klinische Prüfung neben einer erforderlichen Einwilligung dieser Person der Einwilligung ihres gesetzlichen Vertreters oder Pflegers.

4. Ist der Kranke nicht fähig, Wesen, Bedeutung und Tragweite der klinischen Prüfung einzusehen und seinen Willen hiernach zu bestimmen, so genügt die Einwilligung seines gesetzlichen Vertreters oder Pflegers.

5. Die Einwilligung des gesetzlichen Vertreters oder Pflegers ist nur wirksam, wenn dieser durch einen Arzt über Wesen, Bedeutung und Tragweite der klinischen Prüfung aufgeklärt worden ist. Auf den Widerruf findet § 40 Abs. 2 Satz 2 Anwendung. Der Einwilligung des gesetzlichen Vertreters oder Pflegers bedarf es solange nicht, als eine Behandlung ohne Aufschub erforderlich ist, um das Leben des Kranken zu retten, seine Gesundheit wiederherzustellen oder sein

Leiden zu erleichtern, und eine Erklärung über die Einwilligung nicht herbeigeführt werden kann.

6. Die Einwilligung des Kranken, des gesetzlichen Vertreters oder Pflegers ist auch wirksam, wenn sie mündlich gegenüber dem behandelnden Arzt in Gegenwart eines Zeugen abgegeben wird.

7. Die Aufklärung und die Einwilligung des Kranken können in besonders schweren Fällen entfallen, wenn durch die Aufklärung der Behandlungserfolg nach der Nummer 1 gefährdet würde und ein entgegenstehender Wille des Kranken nicht erkennbar ist.

§ 42 Ausnahmen

Die §§ 40 und 41 finden keine Anwendung, soweit für ein Arzneimittel eine Zulassung erteilt oder es von der Zulassung freigestellt ist, es sei denn, die klinische Prüfung ist nach § 28 Abs. 3 angeordnet oder wird während des Ruhens der Zulassung nach § 30 Abs. 2 Satz 2 durchgeführt. Die §§ 40 und 41 finden ferner keine Anwendung bei Arzneimitteln im Sinne des § 2 Abs. 2 Nr. 3 und 4.

Anhang II (§ 41 Strahlenschutzverordnung – auszugsweise)

§ 41 Anwendung radioaktiver Stoffe in der medizinischen Forschung

(1) Dem Antrag auf Erteilung einer Genehmigung zum Umgang mit radioaktiven Stoffen für die Anwendung in der medizinischen Forschung darf, falls im übrigen die Voraussetzungen für die Erteilung der Genehmigung nach § 3 Abs. 1 erfüllt sind, nur stattgegeben werden, wenn

1. für die beantragte Art der Anwendung ein zwingendes Bedürfnis besteht. Dies ist insbesondere dann der Fall, wenn eine Gutachtergruppe festgestellt hat, daß die bisherigen Forschungsergebnisse, die sonst ermittelten Befunde und die medizinischen Erkenntnisse nicht ausreichen und daß die Heranziehung von radioaktiven Stoffen zur Erreichung des Forschungszweckes notwendig ist,

2. . . .

3. die für die medizinische Forschung vorgesehenen Radionuklide dem Zweck der Forschung entsprechen und nicht

durch Radionuklide geringerer Radiotoxizität ersetzt werden können,

4. die zur Anwendung gelangenden Aktivitäten nach dem Stand von Wissenschaft und Technik nicht weiter herabgesetzt werden können, ohne den Zweck des Forschungsvorhabens zu gefährden,

5. sichergestellt ist, daß die Anzahl der Probanden auf das unbedingt notwendige Maß beschränkt wird,

6. eine ausreichende Abschätzung vorgenommen worden ist, daß bei der Anwendung der radioaktiven Stoffe an dem einzelnen Probanden ein Zehntel der Grenzwerte der Anlage X Spalte 2 je nach Jahr nicht überschritten wird,

7. sichergestellt ist, daß die Anwendung der radioaktiven Stoffe für die medizinische Forschung von einem Arzt geleitet wird, der mindestens eine zweijährige Erfahrung im Umgang mit radioaktiven Stoffen am Menschen nachweisen kann, auf dem Gebiet des Strahlenschutzes die erforderliche Fachkunde besitzt und der während der Anwendung ständig erreichbar ist,

8. . . .

9. die nach dem Stand von Wissenschaft und Technik erforderlichen Meßgeräte, Kalibrierpräparate, Kalibrierlösungen und Kalibrierphantome vorhanden sind und ihre sachgerechte Anwendung sichergestellt ist,

10. . . .

(2) . . .

(3) Die Anwendung radioaktiver Stoffe an Probanden, die das 50. Lebensjahr nicht vollendet haben, ist nur zulässig, wenn die Unbedenklichkeit und eine besondere Notwendigkeit der Heranziehung solcher Personen gutachtlich nachgewiesen ist, um das Ziel der Anwendung radioaktiver Stoffe für die medizinische Forschung zu erreichen. An schwangeren und stillenden Frauen ist die Anwendung nicht zulässig.

(4) Der zuständigen Behörde ist vor der Anwendung der radioaktiven Stoffe eine schriftliche Erklärung des Probanden darüber vorzulegen, daß

1. er mit den Untersuchungen, die vor, während und nach der Anwendung zur Kontrolle und zur Erhaltung der Gesundheit erforderlich sind, einverstanden ist und

2. er mit der Mitteilung der durch die Anwendung der

radioaktiven Stoffe erhaltenen Befunde an die zuständige Behörde einverstanden ist.

(5) Es ist dafür zu sorgen, daß

1. jeder Proband vor Beginn der Anwendung radioaktiver Stoffe ärztlich untersucht wird,

2. vor der Anwendung der radioaktiven Stoffe in jedem Einzelfall die Aktivität der in der Substanz enthaltenen Radionuklide, deren Reinheitsgrad und deren freier, nicht an die Substanz gebundener Anteil bestimmt wird,

3. die in Abs. 1 Nr. 6 genannten Dosisgrenzwerte eingehalten werden und

4. die kritische Organdosis sowie die Grenzkörperdosis, Gonadendosis und Knochenmarkdosis durch geeignete Verfahren überwacht werden, wobei der Zeitpunkt der Verabfolgung und die Ergebnisse der Überwachungsmaßnahmen und die Befunde aufzuzeichnen, die Aufzeichnungen 30 Jahre aufzubewahren und auf Verlangen der zuständigen Behörde bei dieser zu hinterlegen sind.

(6) Der zuständigen Behörde und dem Bundesgesundheitsamt sind unverzüglich anzuzeigen,

1. jede Überschreitung der Dosiergrenzwerte für die Anwendung radioaktiver Stoffe in der medizinischen Forschung unter Angabe der näheren Umstände,

2. der Abschluß der Anwendung radioaktiver Stoffe für die Durchführung eines Forschungsvorhabens in der medizinischen Forschung unter Angabe der erforderlichen Daten und der durch diese Anwendung bei dem Probanden erhaltenen Befunde.

(7) Ist zu besorgen, daß ein Proband auf Grund einer Überschreitung der Dosisgrenzwerte für die Anwendung radioaktiver Stoffe in der medizinischen Forschung an der Gesundheit geschädigt wird, so kann die zuständige Behörde anordnen, daß er durch einen ermächtigten Arzt (§ 71) untersucht wird.

(8) Der zuständigen Behörde und dem Bundesgesundheitsamt ist nach Abschluß der Anwendung über die durch diese Anwendung erhaltenen Befunde ein Abschlußbericht zu erstatten.

(9) Abs. 1 Nr. 1, 3 bis 7 und 9 und die Abs. 3 bis 8 sind neben den Vorschriften des Arzneimittelgesetzes bei der klinischen Prüfung von mit radioaktiven Stoffen markierten Arzneimitteln entsprechend anzuwenden.

Prüfung neuer Arzneimittel in der Praxis des niedergelassenen Arztes

Merkblatt der Bundesärztekammer*

Neue Arzneimittel, die vorwiegend vom niedergelassenen Arzt verschrieben werden, sollen vor ihrer Einführung auch unter Praxisbedingungen geprüft werden weil,

– die Bedingungen beim ambulanten und insbesondere berufstätigen Patienten verschieden sind von denjenigen beim stationär aufgenommenen Patienten,

– ein unter Krankenhausbedingungen erzielbarer Therapieerfolg in der Praxis unter Umständen nicht voll realisierbar ist, und umgekehrt,

– Arzneimittelrisiken, die nur unter Alltagsbelastung, bzw. -bedingungen auftreten, im Krankenhaus oft nicht erkannt werden,

– die meist langjährige Vertrautheit des Hausarztes mit dem Zustand des Patienten, seinen Lebensgewohnheiten und seiner Umwelt die Wirkungen und Risiken des Arzneimittels, insbesondere über lange Zeiträume, besser erkennen läßt,

– praktische Gesichtspunkte, wie Verteilung der Tagesdosierung und Packungsgrößen sowie Hilfen zur Verbesserung der Einnahmezuverlässigkeit in der Klinik nur eine untergeordnete Rolle spielen.

Auch gibt die eigene Urteilsfindung und die Aussprache mit den an der Entwicklung des Arzneimittels beteiligten Wissenschaftlern dem niedergelassenen Arzt Anregungen und die Befriedigung, am therapeutischen Fortschritt unmittelbar mitzuwirken.

Die Arzneimittelkommission der deutschen Ärzteschaft empfiehlt den niedergelassenen Ärzten, vor jeder Beteiligung an einer Prüfung von Arzneimitteln die folgenden Grundsätze und Voraussetzungen zu beachten:

– Die Prüfung muß zum Nachweis der therapeutischen Wirksamkeit bzw. zur Überprüfung der Häufigkeit tole-

---

* Deutsches Ärzteblatt, Heft 46 vom 16. November 1978.

rabler, aber unerwünschter Nebenwirkungen nötig und sinnvoll sein.

- Der an der Prüfung beteiligte Arzt soll die im Prüfprotokoll geforderten ärztlichen und technischen Leistungen erbringen können.
- Der behandelnde Arzt bleibt für die Behandlung und Betreuung seiner Patienten zuständig und verantwortlich.
- Er ist vom Hersteller des Prüfpräparates über die Zusammensetzung des Präparates einschließlich ärztlich relevanter Hilfsstoffe mit Hinweisen auf die Zugehörigkeit zu bereits bekannten Wirkstoffklassen zu informieren und über alle vorausgegangenen tierexperimentellen und klinischen Studien, insbesondere über die daraus möglicherweise zu erwartenden Risiken zu unterrichten. Noch offene Fragen sollte er mit den für deren Durchführung verantwortlichen Wissenschaftlern besprechen können.
- Der niedergelassene Arzt soll sich nach dieser Information frei fühlen, nicht an der Prüfung teilzunehmen, insbesondere, wenn er Zweifel an der Notwendigkeit und Unbedenklichkeit hat. Die Arzneimittelkommission der deutschen Ärzteschaft berät ihn in Zweifelsfragen.
- Es muß ein in klinischen Arzneimittelprüfungen erfahrener Arzt (vorzugsweise ein klinischer Pharmakologe) als Leiter der Prüfung benannt sein, der während des gesamten Verlaufs der Prüfung für alle an der Prüfung beteiligten Ärzte ständig zu erreichen ist. Er leitet, koordiniert und überwacht die Prüfung; er hat für raschen Erfahrungsaustausch unter den beteiligten Ärzten zu sorgen.
- Kontrollierte Therapiestudien erfordern eine Zufallszuteilung. Nachträgliche Auswertungen von Behandlungen sind keine kontrollierten Therapiestudien. Die Auswahl der Patienten (Indikation) für die Aufnahme in die Studie muß so festgelegt sein, daß eine Zufallszuteilung ethisch vertretbar ist.
- Dem niedergelassenen Arzt ist vor Versuchsbeginn ein ausführlicher Prüfplan auszuhändigen, der sowohl genaue Anweisungen für die Durchführung der Prüfung, als auch zum Verhalten bei unvorhergesehenem Verlauf gibt. Bei Doppelblindversuchen ist der Code in versiegeltem Umschlag beizulegen, damit bei Zwischenfällen sofort geklärt werden kann, ob der Patient das Prüf- oder das Vergleichspräparat bzw. das Placebo bekommen hat.

- Der Prüfplan (Studienprotokoll) muß enthalten: die genaue Fragestellung, die zu vergleichenden Behandlungen, die Methode und die Kriterien der Patientenauswahl, das Vorgehen bei der Zuteilung der Patienten auf die Behandlungen, Dosierungsanweisungen (zeitlicher Verlauf), die zu dokumentierenden Befunde (Erhebungsbogen), die Zielgrößen, an denen die Wirksamkeit geprüft werden soll, die vorgesehenen Gründe für das Ausscheiden von Patienten, Angaben über die vorgesehene Patientenzahl bzw. die Art der Beendigung der Studie, die Namen der beteiligten Prüfärzte, den Namen des Leiters der klinischen Prüfung und des verantwortlichen Statistikers sowie Angaben über die geplanten Auswertungsverfahren.
- Der Prüfplan muß alle Kontraindikationen, Warnhinweise und Vorsichtsmaßnahmen für Arzt und Patient enthalten. Für den Fall der Überdosierung und Suizidversuche sind geeignete Reanimationsmaßnahmen und wenn vorhanden, Antidote anzugeben.
Es sind auch Informationen über Aufbewahrung und Haltbarkeit zu geben.
- Der Hersteller soll den niedergelassenen Arzt über den ihm für die Prüfung gewährten Versicherungsschutz unterrichten, so daß er mit einem Fachmann seiner Haftpflichtversicherung prüfen kann, ob ein ausreichender Versicherungsschutz besteht.
- Der Arzt soll über alle im Zusammenhang mit der Prüfung erhobenen Daten, insbesondere Laborbefunde, Aufzeichnungen machen und von den dem Prüfleiter bzw. dem Hersteller übergebenen Aufzeichnungen Kopien für seine Akten anfertigen lassen.
- Der niedergelassene Arzt soll keine vertraglichen Verpflichtungen über die Prüfung eingehen, so daß er diese jederzeit abbrechen kann, wenn das Interesse seiner Patienten oder sein eigenes dies erforderlich macht.
- Der niedergelassene Arzt soll darauf bestehen, daß ihm die Ergebnisse der gemeinsamen Studie vor Veröffentlichung zum Einverständnis für die jeweils vorgesehene Verwendung (insbesondere für Werbung) vorgelegt und seine Mitarbeit gebührend erwähnt wird. Er sollte der Veröffentlichung von Teilergebnissen nicht zustimmen und es auch nicht selbst tun.
- Die Vergütung für die Teilnahme soll sich auf die Honorie-

rung der erbrachten Leistungen im Rahmen der amtlichen Gebührenordnung für Ärzte beschränken.

– Die Grundsätze der revidierten Deklaration von Helsinki und die einschlägigen Bestimmungen des Arzneimittelgesetzes, insbesondere § 41 und § 42 (Einverständnis nach Aufklärung) sind zu beachten; auf die möglichen strafrechtlichen Konsequenzen wird hingewiesen.

Revidierte Deklaration von Helsinki

(Bekanntmachung des BMJFFG vom 26. Mai 1987, BAnz. Nr. 108 vom 13. 6. 1987)

Empfehlung für Ärzte, die in der biomedizinischen Forschung am Menschen tätig sind

Vorwort

Aufgabe des Arztes ist die Erhaltung der Gesundheit des Menschen. Der Erfüllung dieser Aufgabe dient er mit seinem Wissen und Gewissen.

Die Genfer Deklaration des Weltärztebundes verpflichtet den Arzt mit den Worten: „Die Gesundheit meines Patienten soll mein vornehmstes Anliegen sein" und der internationale Codex für ärztliche Ethik legt fest: „Jegliche Handlung oder Beratung, die geeignet erscheinen, die physische und psychische Widerstandskraft eines Menschen zu schwächen, dürfen nur in seinem Interesse zur Anwendung gelangen."

Ziel der biomedizinischen Forschung am Menschen muß es sein, diagnostische, therapeutische und prophylaktische Verfahren sowie das Verständnis für die Aetiologie und Pathogenese der Krankheit zu verbessern.

In der medizinischen Praxis sind diagnostische, therapeutische oder prophylaktische Verfahren mit Risiken verbunden; dies gilt um so mehr für die biomedizinische Forschung am Menschen.

Medizinischer Fortschritt beruht auf Forschung, die sich letztlich auch auf Versuche am Menschen stützen muß.

Bei der biomedizinischen Forschung am Menschen muß grundsätzlich unterschieden werden zwischen Versuchen, die im wesentlichen im Interesse des Patienten liegen, und solchen, die mit rein wissenschaftlichem Ziel ohne unmittelbaren diagnostischen oder therapeutischen Wert für die Versuchsperson sind.

Besondere Vorsicht muß bei der Durchführung von Versuchen walten, die die Umwelt in Mitleidenschaft ziehen könnten. Auf das Wohl der Versuchstiere muß Rücksicht genommen werden.

Da es notwendig ist, die Ergebnisse von Laborversuchen auch auf den Menschen anzuwenden, um die wissenschaftliche

Kenntnis zu fördern und der leidenden Menschheit zu helfen, hat der Weltärztebund die folgende Empfehlung als eine Leitlinie für jeden Arzt erarbeitet, der in der biomedizinischen Forschung am Menschen tätig ist. Sie sollte in der Zukunft überprüft werden.

Es muß betont werden, daß diese Empfehlung nur als Leitlinie für die Ärzte auf der ganzen Welt gedacht ist; kein Arzt ist von der straf-, zivil- und berufsrechtlichen Verantwortlichkeit nach den Gesetzen seines Landes befreit.

I. Allgemeine Grundsätze

1. Biomedizinische Forschung am Menschen muß den allgemein anerkannten wissenschaftlichen Grundsätzen entsprechen; sie sollte auf ausreichenden Laboratoriums- und Tierversuchen sowie einer umfassenden Kenntnis der wissenschaftlichen Literatur aufbauen.

2. Die Planung und Durchführung eines jeden Versuches am Menschen sollte eindeutig in einem Versuchsprotokoll niedergelegt werden; dieses sollte einem besonders berufenen unabhängigen Ausschuß zur Beratung, Stellungnahme und Orientierung zugeleitet werden.

3. Biomedizinische Forschung am Menschen sollte nur von wissenschaftlich qualifizierten Personen und unter Aufsicht eines klinisch erfahrenen Arztes durchgeführt werden. Die Verantwortung für die Versuchsperson trägt stets ein Arzt und nie die Versuchsperson selbst, auch dann nicht, wenn sie ihr Einverständnis gegeben hat.

4. Biomedizinische Forschung am Menschen ist nur zulässig, wenn die Bedeutung des Versuchsziels in einem angemessenen Verhältnis zum Risiko für die Versuchsperson steht.

5. Jedem biomedizinischen Forschungsvorhaben am Menschen sollte eine sorgfältige Abschätzung der voraussehbaren Risiken im Vergleich zu dem voraussichtlichen Nutzen für die Versuchsperson oder andere vorausgehen. Die Sorge um die Belange der Versuchsperson muß stets ausschlaggebend sein im Vergleich zu den Interessen der Wissenschaft und der Gesellschaft.

6. Das Recht der Versuchsperson auf Wahrung ihrer Unversehrtheit muß stets geachtet werden. Es sollte alles getan werden, um die Privatsphäre der Versuchsperson zu wahren; die Wirkung auf die körperliche und geistige

Unversehrtheit sowie die Persönlichkeit der Versuchsperson sollte so gering wie möglich gehalten werden.

7. Der Arzt sollte es unterlassen, bei Versuchen am Menschen tätig zu werden, wenn er nicht überzeugt ist, daß das mit dem Versuch verbundene Wagnis für vorhersagbar gehalten wird. Der Arzt sollte jeden Versuch abbrechen, sobald sich herausstellt, daß das Wagnis den möglichen Nutzen übersteigt.

8. Der Arzt ist bei der Veröffentlichung der Versuchsergebnisse verpflichtet, die Befunde genau wiederzugeben. Berichte über Versuche, die nicht in Übereinstimmung mit den in dieser Deklaration niedergelegten Grundsätzen durchgeführt wurden, sollten nicht zur Veröffentlichung angenommen werden.

9. Bei jedem Versuch am Menschen muß jede Versuchsperson ausreichend über Absicht, Durchführung, erwarteten Nutzen und Risiken des Versuchs sowie über möglicherweise damit verbundene Störungen des Wohlbefindens unterrichtet werden. Die Versuchsperson sollte darauf hingewiesen werden, daß es ihr freisteht, die Teilnahme am Versuch zu verweigern und daß es jederzeit eine einmal gegebene Zustimmung widerrufen kann. Nach dieser Aufklärung sollte der Arzt die freiwillige Zustimmung der Versuchsperson einholen; die Erklärung sollte vorzugsweise schriftlich abgegeben werden.

10. Ist die Versuchsperson vom Arzt abhängig oder erfolgte die Zustimmung zu einem Versuch möglicherweise unter Druck, so soll der Arzt beim Einholen der Einwilligung nach Aufklärung besondere Vorsicht walten lassen. In einem solchen Fall sollte die Einwilligung durch einen Arzt eingeholt werden, der mit dem Versuch nicht befaßt ist und der außerhalb eines etwaigen Abhängigkeitsverhältnisses steht.

11. Ist die Versuchsperson nicht voll geschäftsfähig, sollte die Einwilligung nach Aufklärung vom gesetzlichen Vertreter entsprechend nationalem Recht eingeholt werden. Die Einwilligung des mit der Verantwortung betrauten Verwandten* ersetzt die der Versuchsperson, wenn diese infolge körperlicher oder geistiger Behinderung nicht

---

* Darunter ist nach deutschem Recht der „Personensorgeberechtigte" zu verstehen.

wirksam zustimmen kann oder minderjährig ist.

Wenn das minderjährige Kind fähig ist, seine Zustimmung zu erteilen, so muß neben der Zustimmung des Personensorgeberechtigten auch die Zustimmung des Minderjährigen eingeholt werden.

12. Das Versuchsprotokoll sollte stets die ethischen Überlegungen im Zusammenhang mit der Durchführung des Versuchs darlegen und aufzeigen, daß die Grundsätze dieser Deklaration eingehalten sind.

II. Medizinische Forschung in Verbindung mit ärztlicher Versorgung (Klinische Versuche)

1. Bei der Behandlung eines Kranken muß der Arzt die Freiheit haben, neue diagnostische und therapeutische Maßnahmen anzuwenden, wenn sie nach seinem Urteil die Hoffnung bieten, das Leben des Patienten zu retten, seine Gesundheit wiederherzustellen oder seine Leiden zu lindern.

2. Die mit der Anwendung eines neuen Verfahrens verbundenen möglichen Vorteile, Risiken und Störungen des Befindens sollten gegen die Vorzüge der bisher bestehenden diagnostischen und therapeutischen Methoden abgewogen werden.

3. Bei jedem medizinischen Versuch sollten alle Patienten – einschließlich derer einer eventuell vorhandenen Kontrollgruppe – die beste erprobte diagnostische und therapeutische Behandlung erhalten.

4. Die Weigerung eines Patienten, an einem Versuch teilzunehmen, darf niemals die Beziehung zwischen Arzt und Patienten beeinträchtigen.

5. Wenn der Arzt es für unentbehrlich hält, auf die Einwilligung nach Aufklärung zu verzichten, sollten die besonderen Gründe für dieses Vorgehen in dem für den unabhängigen Ausschuß bestimmten Versuchsprotokoll niedergelegt werden.

6. Der Arzt kann medizinische Forschung mit dem Ziel der Gewinnung neuer wissenschaftlicher Erkenntnisse mit der ärztlichen Betreuung nur soweit verbinden, als diese medizinische Forschung durch ihren möglichen diagnostischen oder therapeutischen Wert für den Patienten gerechtfertigt ist.

III. Nicht-therapeutische biomedizinische Forschung am Menschen

1. In der rein wissenschaftlichen Anwendung der medizinischen Forschung am Menschen ist es die Pflicht des Arztes, das Leben und die Gesundheit der Person zu beschützen, an welcher biomedizinische Forschung durchgeführt wird.
2. Die Versuchspersonen sollten Freiwillige sein, entweder gesunde Personen oder Patienten, für die die Versuchsabsicht nicht mit ihrer Krankheit in Zusammenhang steht.
3. Der ärztliche Forscher oder das Forschungsteam sollten den Versuch abbrechen, wenn dies nach seinem oder ihrem Urteil im Falle der Fortführung dem Menschen schaden könnte.
4. Bei Versuchen am Menschen sollte das Interesse der Wissenschaft und der Gesellschaft niemals Vorrang vor den Erwägungen haben, die das Wohlbefinden der Versuchsperson betreffen.

Auszüge aus dem AMG, der Strahlenschutzverordnung und dem Kodex der Mitglieder des Bundesverbandes der Pharmazeutischen Industrie e. V.

A. §§ 40, 41 und 42 AMG

(s. Anhang I des Merkblattes des Bundesverbandes der Pharmazeutischen Industrie e. V. zur klinischen Prüfung von Arzneimitteln)

B. § 41 der Strahlenschutzverordnung

Strahlenschutzverordnung vom 13. Oktober 1976 (BGBl. I S. 2905)

(s. Anhang II des Merkblattes des Bundesverbandes der Pharmazeutischen Industrie e. V. zur klinischen Prüfung von Arzneimitteln)

C. Auszug aus dem Kodex der Mitglieder des Bundesverbandes der Pharmazeutischen Industrie e. V.[1]:

§ 20 – Klinische Prüfung

Eine klinische Prüfung im Sinne des Arzneimittelgesetzes ist die Anwendung eines Arzneimittels zu dem Zweck, über die Behandlung im Einzelfall hinaus nach einer wissenschaftlichen Methodik (Prüfplan entsprechend § 40 Abs. 1 Nr. 7 a AMG) Erkenntnisse über den therapeutischen Wert des Arzneimittels zu gewinnen.

§ 21 – Klinische Prüfung Phase IV

(1) Das Streben nach Erkenntnisgewinn ist in der klinischen Prüfung der Phase IV auf eine Vertiefung vorhandenen Wis-

---

1 Verabschiedet von der Hauptversammlung des Bundesverbandes der Pharmazeutischen Industrie e. V. 1987.

sens über ein zugelassenes Arzneimittel gerichtet, und zwar im Rahmen der erteilten Zulassung.

(2) Die vom pharmazeutischen Unternehmer zum Zweck der klinischen Prüfung Phase IV an Ärzte abgegebenen Arzneimittel müssen mit der Aufschrift „Zur klinischen Prüfung bestimmt" gekennzeichnet werden.

(3) Bei der Durchführung der klinischen Prüfung Phase IV finden die §§ 40 und 41 AMG entsprechende Anwendung.

D. Merkblatt über klinisch-chemische Untersuchungen bei klinischen Prüfungen (Empfehlungen der Deutschen Pharmakologischen Gesellschaft, Sektion Klinische Pharmakologie)

Die Sektion Klinische Pharmakologie der Deutschen Pharmakologischen Gesellschaft hat aufgrund ihrer umfangreichen Erfahrung mit klinischer Arzneimittelprüfung Empfehlungen erarbeitet über klinisch-chemische Untersuchungen, die unbedingt bei klinischen Prüfungen erforderlich erscheinen. In diesem Zusammenhang wird auf die Empfehlungen der Deutschen Gesellschaft für Klinische Chemie hingewiesen, die Zusammenfassungen zuverlässiger Bestimmungsmethoden enthalten.

Die Sektion Klinische Pharmakologie der Deutschen Gesellschaft für Pharmakologie hat sich auf ihrer Sitzung vom 20. März 1979 mit den Empfehlungen der Deutschen Gesellschaft für Klinische Chemie befaßt. In Übereinstimmung mit den Empfehlungen der Deutschen Gesellschaft für Klinische Chemie empfiehlt die Sektion, daß im Rahmen von Arzneimittelprüfungen ein Standardprogramm klinisch-chemischer Untersuchungen durchgeführt werden sollte. Dieses Programm stellt jedoch nur ein unter dem Gesichtspunkt der Praktikabilität in allen Phasen der Arzneimittelprüfung anwendbares Screening dar, um die Änderungen wesentlicher laborchemischer Parameter zu erfassen. Die Sektion ist sich bewußt, daß die Durchführung des unten aufgeführten Screening-Programms keinesfalls die Garantie für Arzneimittelsicherheit beinhaltet. Aus der Überlegung, daß es unmöglich und nicht praktikabel sein dürfte, ein jedes Pharmakon erfassendes Sicherheitssystem laborchemischer Parameter aufzustellen,

ergibt sich die Notwendigkeit, das nachstehende Standardprogramm unter Berücksichtigung der sich aus der Eigenheit der Prüfsubstanz ergebenden Besonderheiten durch zusätzliche Untersuchungen sinnvoll zu ergänzen. Letzteres obliegt allein der Verantwortlichkeit des ärztlichen Prüfungsleiters. Er wird seine Entscheidungen naturgegeben auch von dem jeweiligen Stand der Arzneimittelentwicklung (Phase I–IV) abhängig machen.

Diese Empfehlungen stehen in Einklang mit den Auffassungen der FDA, die in den General Considerations for the Clinical Evaluation of Drugs (FDA 77-3040) der herausgegebenen Guidelines niedergelegt sind. Es heißt dort:

"Both the nature and frequency of laboratory and other tests necessary for safe clinical evaluation vary with the compound. At times a clinical observation can be an earlier and more dependable index of an effect than a laboratory test with which that effect correlates. While specific laboratory tests are listed in some of the guidelines, it should be remembered that the most desirable tests to be used change with evolvement of new technology."

Die in den spezifischen Richtlinien der FDA zu einzelnen Substanzgruppen enthaltenen Empfehlungen können wichtige Hinweise für die Ergänzung des Laborprogramms geben.

Standardprogramm der klinisch-chemischen Untersuchungen

Es werden Untersuchungen aufgelistet, die in jedem Fall erforderlich erscheinen. Selbstverständlich bleibt davon unberührt, daß im konkreten Einzelfall es der Verantwortlichkeit des ärztlichen Prüfungsleiters obliegt, zusätzliche Untersuchungen durchzuführen. Diese werden in jedem Fall notwendig, wenn sich während der klinischen Prüfung einer der aufgezählten Standardparameter pathologisch verändert.

Hämatologische Untersuchungen:
Leukozytenzahl,
Differentialblutbild mit der ausdrücklichen Prüfung auf pathologische Formen,
Erythrozyten-Senkungsgeschwindigkeit,
Erythrozytenzahl,
Thrombozytenzahl,

Hämoglobin,
Quick-Test.

Serumuntersuchungen:
Alanin-Transaminase,
Alkalische Phosphatase,
Aspartat-Transaminase,
Bilirubin (gesamt),
Gesamteiweiß,
Glukose,
γ-Glutamyl-Transferase,
Harnsäure (fakultativ),
Kalium,
Kreatinin,
Natrium.

Harnuntersuchungen:
Blut (Hämoglobin),
Eiweiß,
Glukose (wenn pathologische Werte erhalten werden, müssen
Glukose und Eiweiß quantitativ bestimmt werden),
Ketonkörper,
pH-Wert,
Sedimentuntersuchungen (wenn Blut oder Eiweiß positiv).

Allgemeine Versicherungsbedingungen für klinische Prüfungen von Arzneimitteln (Probandenversicherung)*

A. Versicherte Gefahr

§ 1 Gegenstand der Versicherung, Versicherungsfall

Der Versicherer gewährt Versicherungsschutz für den Fall, daß bei einer vom Versicherungsnehmer durchgeführten oder veranlaßten klinischen Prüfung eines Arzneimittels eine von der Prüfung betroffene Person (Versicherter) getötet oder ihr Körper oder ihre Gesundheit verletzt wird (Gesundheitsschädigung).

§ 2 Versicherungsumfang

(1) Versicherungsschutz besteht für Gesundheitsschädigungen, die Folge von den bei der klinischen Prüfung angewandten Arzneimitteln und/oder Stoffen sind.

(2) Unter den Versicherungsschutz fallen auch Gesundheitsschädigungen durch Maßnahmen, die an dem Körper des Versicherten im Zusammenhang mit der klinischen Prüfung des Arzneimittels durchgeführt werden.

§ 3 Ausschlüsse

Ausgeschlossen von der Versicherung sind:

(1) Gesundheitsschädigungen und Verschlimmerungen bereits bestehender Gesundheitsschädigungen, die auch dann eingetreten wären oder fortbestünden, wenn der Versicherte nicht an der klinischen Prüfung teilgenommen hätte;

(2) genetische Schädigungen;

(3) Gesundheitsschädigungen, soweit sie eingetreten sind, weil der Versicherte vorsätzlich den ausdrücklichen Anweisungen der Personen, die mit der Durchführung der klinischen Prüfung beauftragt sind, zuwidergehandelt hat.

§ 4 Örtliche und zeitliche Geltung

(1) Die Versicherung umfaßt klinische Prüfungen, die innerhalb der Bundesrepublik Deutschland, einschließlich des Landes Berlin, durchgeführt werden.

---

* Musterbedingungen der deutschen Versicherer.

(2) Vom Versicherungsschutz sind Gesundheitsschädigungen aus solchen klinischen Prüfungen erfaßt, die während der Wirksamkeit des Vertrages begonnen wurden, unabhängig davon, ob der Vertrag vor Eintritt des Versicherungsfalles beendet wird.

(3) Versicherungsschutz besteht für Gesundheitsschädigungen, die spätestens drei Jahre nach Abschluß der beim Versicherten durchgeführten klinischen Prüfung eingetreten sind.

Die Gesundheitsschädigung gilt als in dem Zeitpunkt eingetreten, in dem der Geschädigte erstmals einen Arzt wegen Symptomen konsultiert hat, die sich bei diesem Anlaß oder später als Symptome der betreffenden Gesundheitsschädigung erweisen.

§ 5 Beginn der Leistungspflicht, Vertragsdauer

(1) Die Leistungspflicht des Versicherers beginnt, wenn nicht ein späterer Zeitpunkt im Versicherungsschein selbst bestimmt oder ein früherer Zeitpunkt von dem Versicherer schriftlich zugesagt ist, mit der Einlösung des Versicherungsscheines. Wird der erste Beitrag erst nach dem als Beginn der Versicherung festgesetzten Zeitpunkt auf Anforderung ohne Verzug gezahlt, so beginnt der Versicherungsschutz mit dem vereinbarten Zeitpunkt.

(2) Der Vertrag ist zunächst für die in dem Versicherungsschein festgesetzte Zeit abgeschlossen. Beträgt die Dauer des Vertrages mindestens ein Jahr, so kann er schriftlich gekündigt werden. Die Kündigung muß spätestens drei Monate vor dem jeweiligen Ablauf des Vertrages der anderen Partei zugegangen sein. Sie soll durch eingeschriebenen Brief erfolgen. Wird die rechtzeitige Kündigung unterlassen, so verlängert sich der Vertrag jeweils um ein Jahr.

B. Leistungen des Versicherers

§ 6 Versicherungsleistung, Höchstleistung

I. (1) Der Versicherer leistet den Geldbetrag, der zum Ausgleich des durch die Gesundheitsschädigung eingetretenen Schadens des Versicherten erforderlich ist.

(2) Schaden ist der Unterschiedsbetrag zwischen der tatsächlichen Vermögenslage des Versicherten und der

Vermögenslage, der bestehen würde, wenn die Gesundheitsschädigung nicht eingetreten wäre.

(3) Im Falle des Todes des Versicherten erbringt der Versicherer die Leistungen, zu denen ein Ersatzpflichtiger gemäß § 844 BGB verpflichtet ist (siehe jedoch Ziff. V).

(4) Ein Schaden entsteht nicht, soweit der Versicherte Anspruch auf Leistungen aus einer Sozialversicherung oder gegen Krankenversicherer oder einen gesetzlichen Anspruch auf Lohn- oder Gehaltsfortzahlung hat. Gegen Abtretung dieses Anspruchs übernimmt der Versicherer jedoch auch insoweit die Regulierung.

II. Die Höchstleistung beträgt für alle Versicherungsfälle aus der klinischen Prüfung eines Arzneimittels 10 000 000 DM. Die Versicherungsleistungen für die einzelnen versicherten Personen ermäßigen sich im entsprechenden Verhältnis, wenn die Summe der einzelnen Versicherungsleistungen diesen Höchstbetrag überschreiten würde.

III. Je versicherte Person bilden 500 000 DM die Höchstgrenze für die Leistungen des Versicherers.

IV. Die Höchstleistung für alle Versicherungsfälle aus den im Versicherungsjahr begonnenen klinischen Prüfungen von Arzneimitteln ist auf den vertraglich festgesetzten Betrag begrenzt.

V. Im Einvernehmen von Versicherer und Versichertem kann anstelle einer Rentenleistung eine Kapitalabfindung gewährt werden. Die Umrechnung von Renten in Kapitalbeträge erfolgt aufgrund der Allgemeinen Sterbetafel ... und auf der Basis eines Zinssatzes von . . . . . %.

§ 7 Nebenleistungen

Der Versicherer übernimmt auch die auf seine Anweisung oder mit seinem Einverständnis erwachsenen notwendigen Kosten einer medizinischen Begutachtung.

§ 8 Einschränkung der Leistungspflicht

(1) Haben bei der Gesundheitsschädigung von der klinischen Prüfung unabhängig Krankheiten oder Gebrechen mitgewirkt, so wird die Leistung des Versicherers entsprechend dem Anteil der Krankheit oder des Gebrechens gekürzt.

(2) Der durch eine Minderung der Erwerbsfähigkeit verursachte Schaden wird insoweit nicht ersetzt, als der Versicherte schon vor Eintritt des Versicherungsfalles durch Krankheit

oder Gebrechen in seiner Erwerbsfähigkeit dauernd behindert war.

(3) Für die Folgen psychogener Störungen, die im Anschluß an die klinische Prüfung eines Arzneimittels eintreten, wird eine Entschädigung nur dann fällig, wenn und soweit diese Störungen auf eine durch die klinische Prüfung verursachte organische Schädigung zurückzuführen sind.

§ 9 Erklärung über die Leistungspflicht

Der Versicherer ist verpflichtet, sich innerhalb von zwei Monaten darüber zu erklären, ob und inwieweit eine Entschädigungspflicht anerkannt wird. Die Frist beginnt mit dem Eingang der Unterlagen, die zur Feststellung des Schadens dem Grunde und der Höhe nach beizubringen sind.

§ 10 Verfahren bei Meinungsverschiedenheiten

I. (1) Im Falle von Meinungsverschiedenheiten über Art und Umfang der Gesundheitsschädigung oder darüber, ob und in welchem Umfang die Gesundheitsschädigung auf die klinische Prüfung im Sinne des § 2 zurückzuführen ist, entscheidet ein Ärzteausschuß; für alle sonstigen Streitpunkte sind die ordentlichen Gerichte zuständig.

(2) Die Entscheidung des Ärzteausschusses ist von dem Versicherten bis zum Ablauf von sechs Monaten, nachdem ihm die Erklärung des Versicherers nach § 9 zugegangen ist, zu beantragen. Versicherer und Versicherter können jedoch bis zum Ablauf dieser Frist verlangen, daß anstelle des Ärzteausschusses die ordentlichen Gerichte entscheiden. Wird dieses Verlangen gestellt, so kann der Versicherte nur Klage erheben.

(3) Läßt der Anspruchserhebende die unter (2) genannte Frist verstreichen, ohne daß er entweder die Entscheidung des Ärzteausschusses verlangt oder Klage erhebt, so sind weitergehende Ansprüche, als sie vom Versicherer anerkannt sind, ausgeschlossen. Auf diese Rechtsfolge hat der Versicherer in seiner Erklärung hinzuweisen.

II. Für den Ärzteausschuß gelten folgende Bestimmungen:
(1) Zusammensetzung
a) Der Ärzteausschuß setzt sich zusammen aus zwei Ärzten, von denen jede Partei einen benennt, und einem Obmann. Dieser wird von den beiden von den Parteien benannten Ärzten gewählt und muß ein auf dem medizinischen

Fachgebiet, in das die klinische Prüfung fällt, erfahrener Arzt sein, der nicht in einem Abhängigkeitsverhältnis zu einer der Parteien steht. Einigen sich die von den Parteien gewählten Ärzte nicht binnen eines Monats über den Obmann, so wird dieser auf Antrag einer Partei von dem Vorsitzenden der für den letzten inländischen Wohnsitz des Versicherten zuständigen Ärztekammer benannt. Hat der Versicherte keinen inländischen Wohnsitz, so ist die für den Sitz des Versicherers zuständige Ärztekammer maßgebend. Der Obmann kann einen auf dem betroffenen Fachgebiet besonders erfahrenen medizinischen oder pharmakologischen Sachverständigen als Gutachter zuziehen.

b) Benennt eine Partei ihr Ausschußmitglied nicht binnen eines Monats, nachdem sie von der anderen Partei hierzu aufgefordert ist, so wird dieses Ausschußmitglied gleichfalls durch den Vorsitzenden der Ärztekammer ernannt.

(2) Verfahren

a) Sobald der Ausschuß zusammengesetzt ist, hat der Versicherer unter Einsendung der erforderlichen Unterlagen den Obmann um die Durchführung des Verfahrens zu ersuchen.

b) Der Obmann bestimmt im Benehmen mit den beiden Ausschußmitgliedern Ort und Zeit des Zusammentritts und gibt hiervon den Parteien mindestens eine Woche vor dem Termin Nachricht. Es bleibt ihm unbenommen, sich wegen weiterer Aufklärung des Sachverhalts an die Parteien zu wenden.

Im Rahmen der Sitzung ist der Versicherte, soweit möglich, zu hören und erforderlichenfalls zu untersuchen. Erscheint der Versicherte unentschuldigt nicht, so kann der Ausschuß auf Grund der Unterlagen entscheiden.

c) Die Entscheidung ist schriftlich zu begründen und von Obmann zu unterzeichnen.

(3) Kosten

Ist die Entscheidung des Ärzteausschusses für den Versicherten günstiger als es dem vor seinem Zusammentritt abgegebenen Angebot des Versicherers entspricht, so sind die Kosten voll von diesem zu tragen. Andernfalls werden sie bis zu 10% der geforderten Entschädigung, höchstens bis zu 10 000 DM, dem Versicherten auferlegt.

C. Pflichten des Versicherungsnehmers

§ 11 Beitragszahlung

(1) Der Versicherungsnehmer hat den ersten Beitrag bei Vorlegung des Versicherungsscheines, Folgebeiträge am jeweiligen Fälligkeitstag zu bezahlen. Mit dem Beitrag sind die aus dem Versicherungsschein oder den Beitragsrechnungen ersichtlichen Kosten (öffentlichen Abgaben, Ausfertigungs- und Hebegebühren) zu entrichten.

(2) Bei nicht rechtzeitiger Zahlung des Beitrages treten die gesetzlichen Folgen der §§ 38 und 39 des Gesetzes über den Versicherungsvertrag (VVG) ein. Rückständige Folgebeiträge nebst Kosten können nur innerhalb eines Jahres seit Ablauf der nach § 39 Abs. 1 VVG gesetzten Zahlungsfristen gerichtlich geltend gemacht werden. Bei Teilzahlung des Jahresbeitrages werden die noch ausstehenden Raten des Jahresbeitrages sofort fällig, wenn der Versicherungsnehmer mit der Zahlung einer Rate in Verzug gerät.

§ 12 Obliegenheiten

I. des Versicherungsnehmers

(1) Soweit der Versicherungsnehmer die klinische Prüfung selbst durchführt, ist er verpflichtet,

a) die Vorschriften der §§ 40 und 41 des Arzneimittelgesetzes (AMG) einzuhalten und die Arzneimittelprüfrichtlinien (§ 26 AMG) in ihrer jeweils gültigen Fassung zu beachten;

b) die Versicherten über das Bestehen des Vertrages und die Obliegenheiten gemäß Abs. II (1) und (2) zu unterrichten, soweit nicht § 41 Ziff. 7 AMG eingreift.

(2) Soweit der Versicherungsnehmer die klinische Prüfung durch von ihm beauftragte Dritte durchführen läßt, hat er diese zur Wahrung der Pflichten gemäß Ziff. (1) anzuhalten.

(3) Im Schadenfall ist der Versicherungsnehmer im Rahmen seiner Möglichkeiten verpflichtet, den Versicherer bei der Aufklärung des Sachverhaltes und der Minderung des Schadens zu unterstützen.

II. des Versicherten

(1) Während der Dauer der klinischen Prüfung darf sich die versicherte Person einer anderen medizinischen Behandlung nur im Einvernehmen mit dem klinischen Prüfer unterziehen.

(2) Eine Gesundheitsschädigung, die als Folge der klinischen

Prüfung eingetreten sein könnte, ist dem Versicherer *unverzüglich* anzuzeigen.

(3) Der Versicherte hat alle zweckmäßigen Maßnahmen zu treffen, die der Aufklärung der Ursache und des Umfangs des eingetretenen Schadens und der Minderung dieses Schadens dienen.

(4) Auf Verlangen des Versicherers ist der behandelnde Arzt – als solcher gilt auch ein Konsiliararzt oder ein gutachterlich tätiger Arzt – zu veranlassen, einen Bericht über die Gesundheitsschädigung und, nach Abschluß der ärztlichen Behandlung, einen Schlußbericht zu erstatten; außerdem ist dafür Sorge zu tragen, daß alle etwa weiter noch von dem Versicherer geforderten Berichte des behandelnden Arztes geliefert werden.

(5) Die behandelnden Ärzte, auch diejenigen, von denen der Versicherer aus anderen Anlässen behandelt oder untersucht worden ist, und die Sozialversicherungsträger sowie andere Versicherer, wenn dort die Gesundheitsschädigung gemeldet ist, sind zu ermächtigen, dem Versicherer auf Verlangen Auskunft zu erteilen.

(6) Hat der Versicherungsfall den Tod zur Folge, so ist dies spätestens innerhalb von *48 Stunden* telegrafisch anzuzeigen (§ 15), und zwar auch dann, wenn eine Meldung nach Ziff. (2) bereits erfolgt ist. Der Versicherer hat das Recht, durch einen von ihm beauftragten Arzt die Leiche besichtigen und öffnen zu lassen.

§ 13 Rechtsverhältnisse Dritter

(1) Die Ausübung der Rechte aus dem Versicherungsvertrag steht dem Versicherungsnehmer zu. Den Anspruch auf die Versicherungsleistung kann auch der Versicherte unmittelbar geltend machen.

(2) Alle für den Versicherungsnehmer bzw. Versicherten geltenden Vorschriften finden auf dessen Rechtsnachfolge Anwendung.

(3) Die Versicherungsansprüche können vor ihrer endgültigen Feststellung ohne ausdrückliche Zustimmung des Versicherers weder übertragen noch verpfändet werden.

§ 14 Folgen von Obliegenheitsverletzungen
I. des Versicherungsnehmers

(1) Verletzen der Versicherungsnehmer oder dessen mit der

Leitung der klinischen Prüfung verantwortlich Beauftragte (soweit sie betriebsangehörig sind) vorsätzlich eine Obliegenheit, die nach dem Eintritt des Versicherungsfalles zu erfüllen ist, so kann der Versicherer beim Versicherungsnehmer Rückgriff nehmen. Das Recht zum Rückgriff besteht nicht, wenn die Verletzung weder Einfluß auf den Eintritt oder die Feststellung des Versicherungsfalles noch auf die Feststellung oder den Umfang der dem Versicherer obliegenden Leistung gehabt hat. Unter denselben Voraussetzungen besteht ein Recht zum Rückgriff, wenn eine Obliegenheit verletzt ist, die vor dem Eintritt des Versicherungsfalles zu erfüllen war, und der Vertrag nach Absatz (2) gekündigt wurde.

(2) Verletzen der Versicherungsnehmer oder dessen mit der Leitung der klinischen Prüfung verantwortlich Beauftragte (soweit sie betriebsangehörig sind) eine Obliegenheit, die vor dem Eintritt des Versicherungsfalles dem Versicherer gegenüber zu erfüllen ist, so kann der Versicherer innerhalb eines Monats, nachdem er von der Verletzung Kenntnis erlangt hat, ohne Einhaltung einer Kündigungsfrist kündigen, es sei denn, daß die Verletzung als eine unverschuldete anzusehen ist.

II. des Versicherten

Verletzt der Versicherte vorsätzlich oder grobfahrlässig eine Obliegenheit, die nach dem Eintritt des Versicherungsfalles zu erfüllen ist, so ist der Versicherer von der Verpflichtung zur Leistung frei. Bei grobfahrlässiger Verletzung bleibt der Versicherer zur Leistung insoweit verpflichtet, als die Verletzung Einfluß weder auf die Feststellung des Versicherungsfalles noch auf die Feststellung oder den Umfang der dem Versicherer obliegenden Leistung gehabt hat.

§ 15 Anzeigen und Willenserklärungen

Alle für den Versicherer bestimmten Anzeigen und Erklärungen sind schriftlich an den Vorstand des Versicherers oder an die im Versicherungsschein oder dessen Nachträgen als zuständig bezeichnete Geschäftsstelle zu richten. Die Vertreter sind zu deren Entgegennahme nicht bevollmächtigt.

Richtlinien des Rates zur Angleichung der Rechts- und Verwaltungsvorschriften der Mitgliedstaaten über die analytischen, toxikologisch-pharmakologischen und ärztlichen oder klinischen Vorschriften und Nachweise über Versuche mit Arzneispezialitäten

vom 20. 5. 1975 (75/318/EWG)*

Der Rat der Europäischen Gemeinschaften –

gestützt auf den Vertrag zur Gründung der Europäischen Wirtschaftsgemeinschaft, insbesondere auf Artikel 100,

auf Vorschlag der Kommission,

in Erwägung nachstehender Gründe:
Die mit der Richtlinie 65/65/EWG des Rates vom 26. Januar 1965 zur Angleichung der Rechts- und Verwaltungsvorschriften über Arzneispezialitäten[1] eingeleitete Angleichung sollte fortgeführt und die Anwendung der in der genannten Richtlinie aufgestellten Grundsätze sichergestellt werden.
Von den noch bestehenden Abweichungen sind diejenigen, welche die Kontrolle der Arzneispezialitäten betreffen, von größter Bedeutung. Andererseits sieht Artikel 4 Absatz 2 Nummer 8 der genannten Richtlinie vor, daß Angaben und Unterlagen über die Ergebnisse von Versuchen mit Arzneispezialitäten vorzulegen sind, für die eine Genehmigung für das Inverkehrbringen beantragt wird.
Vorschriften und Nachweise für die Durchführung von Versuchen mit Arzneispezialitäten, die ein wirksames Mittel für die Kontrolle der Arzneispezialitäten und somit für den Schutz der Volksgesundheit sind, können den Verkehr mit Arzneispezialitäten erleichtern, sofern darin gemeinsame Regeln für die Durchführung der Versuche, die Form der Angaben und Unterlagen und die Prüfung der Anträge festgelegt werden.

---

* Abl. Nr. 147 vom 9. 6. 1975, S. 1.
1 ABl. Nr. 22 vom 9. 2. 1965, S. 369/65.

176

Die Einführung gleicher Vorschriften und Nachweise durch alle Mitgliedstaaten wird es den zuständigen Behörden ermöglichen, ihre Entscheidungen anhand einheitlich gestalteter Versuche und nach Maßgabe gemeinsamer Kriterien zu treffen, und somit dazu beitragen, unterschiedliche Beurteilungen zu vermeiden.

Die physikalisch-chemischen, biologischen und mikrobiologischen Versuche nach Artikel 4 Absatz 2 Nummer 8 der Richtlinie 65/65/EWG stehen in engem Zusammenhang mit Artikel 4 Absatz 2 Nummern 3, 4, 6 und 7. Es ist daher erforderlich, auch die Angaben im einzelnen festzulegen, die gemäß diesen Nummern gemacht werden müssen.

Die Qualität der Versuche ist entscheidend. Daher müssen die gemäß diesen Bestimmungen durchgeführten Versuche in Betracht gezogen werden, *ohne Rücksicht darauf, welche Staatsangehörigkeit die Sachverständigen besitzen, die die Versuche durchführen, und in welchem Land die Versuche vorgenommen werden.*

Die Begriffe „Schädlichkeit" und „therapeutische Wirksamkeit" in *Artikel 5* der Richtlinie 65/65/EWG können nur in ihrer wechselseitigen Beziehung geprüft werden und haben nur eine relative Bedeutung, die nach Maßgabe des Standes der Wissenschaft und unter Berücksichtigung der Zweckbestimmung der Arzneispezialität beurteilt wird. Aus den Angaben und Unterlagen, die dem Antrag auf Genehmigung für das Inverkehrbringen beizufügen sind, muß hervorgehen, daß die therapeutische Wirksamkeit höher zu bewerten ist als die potentiellen Risiken. Der Antrag muß abgelehnt werden, wenn diese Voraussetzung nicht gegeben ist.

Da die Beurteilung der Schädlichkeit und der therapeutischen Wirksamkeit sich aufgrund neuer Erkenntnisse ändern kann, sollten die Vorschriften und Nachweise in regelmäßigen Zeitabständen dem wissenschaftlichen Fortschritt angepaßt werden –

hat folgende Richtlinie erlassen:

Artikel 1

Die Mitgliedstaaten treffen alle zweckdienlichen Maßnahmen, damit die Angaben und Unterlagen, die gemäß Artikel 4 Absatz 2 Nummern 3, 4, 6, 7 und 8 der Richtlinie 65/65/EWG

dem Antrag auf Genehmigung für das Inverkehrbringen einer Arzneispezialität beizufügen sind, von den Antragstellern entsprechend dem Anhang dieser Richtlinie vorgelegt werden. Werden gemäß Artikel 4 Absatz 2 Nummer 8 Buchstabe a) oder b) der genannten Richtlinie bibliographische Unterlagen vorgelegt, so sind die Bestimmungen dieser Richtlinie sinngemäß anzuwenden.

Artikel 2

Die Mitgliedstaaten treffen alle zweckdienlichen Maßnahmen, damit die zuständigen Behörden die Angaben und Unterlagen, die dem Antrag auf Genehmigung für das Inverkehrbringen beigefügt werden, nach den Kriterien des Anhangs dieser Richtlinie prüfen; die in anderen Richtlinien über Arzneispezialiäten enthaltenen Bestimmungen bleiben unberührt.

Artikel 3

Die Mitgliedstaaten treffen die erforderlichen Maßnahmen, um dieser Richtlinie binnen 18 Monaten nach ihrer Bekanntgabe nachzukommen, und setzen die Kommission hiervon unverzüglich in Kenntnis.
Die Mitgliedstaaten tragen dafür Sorge, daß der Kommission der Wortlaut der wichtigsten innerstaatlichen Rechtsvorschriften übermittelt wird, die sie auf dem unter diese Richtlinie fallenden Gebiet erlassen.

Artikel 4

Diese Richtlinie ist an die Mitgliedstaaten gerichtet.

Geschehen zu Brüssel am 20. Mai 1975.

Im Namen des Rates
Der Präsident
R. Ryan

1. Teil
Physikalisch-chemische, biologische oder mikrobiologische Versuche mit Arzneispezialitäten

A. Zusammensetzung nach Art und Menge der Bestandteile

Die Angaben und Unterlagen, die gemäß Artikel 4 Absatz 2 Nummer 3 der Richtlinie 65/65/EWG dem Antrag auf Genehmigung beizufügen sind, müssen den nachstehenden Vorschriften entsprechen:

1. Unter „Zusammensetzung nach Art" aller Bestandteile der Arzneispezialität versteht man die Bezeichnung oder Beschreibung

– des oder der wirksamen Bestandteile,

– des oder der Bestandteile des verwendeten Hilfsstoffs, und zwar unabhängig von Art und Menge dieser Bestände, einschließlich der färbenden, konservierenden, stabilisierenden, verdickenden, emulgierenden, geschmacksverbessernden, aromatisierenden Stoffe usw.,

– der Bestandteile, die der Arzneispezialität ihre äußere, pharmazeutische Form geben und mit eingenommen oder allgemein mit verabreicht werden, z.B. Kapseln, Gelatinekapseln, Steckkapseln, Umhüllungen von Rektalkapseln usw.

Diese Angaben sind durch alle zweckdienlichen Auskünfte über das Behältnis und gegebenenfalls über die Art des Verschlusses zu vervollständigen.

2. Bei der Durchführung von Artikel 4 Absatz 2 Nummer 3 der Richtlinie 65/65/EWG gilt in bezug auf den Begriff „gebräuchliche Bezeichnungen", die zur Kennzeichnung der Bestandteile der Arzneispezialität dienen, unbeschadet der übrigen dort vorgesehenen Angaben folgendes:

– Bei den im Europäischen Arzneibuch oder gegebenenfalls im Arzneibuch eines Mitgliedstaats aufgeführten Erzeugnissen muß die in der betreffenden Monographie enthaltene Hauptbezeichnung verwendet werden, und zwar unter Bezugnahme auf das betreffende Arzneibuch;

– bei den übrigen Erzeugnissen ist die von der Weltgesund-

heitsorganisation empfohlene internationale Bezeichnung, die durch eine weitere internationale Bezeichnung ergänzt werden kann, oder, falls eine solche nicht besteht, die genaue wissenschaftliche Bezeichnung zu verwenden; Arzneimittel ohne internationale Bezeichnung oder ohne genaue wissenschaftliche Bezeichnung werden durch Angabe von Ursprung und Entstehungsart bezeichnet, wobei gegebenenfalls nähere zweckdienliche Angaben beizufügen sind;
— bei färbenden Stoffen ist die „E"-Nummer zu verwenden, unter der sie in einer künftigen Richtlinie des Rates zur Angleichung der Rechtsvorschriften der Mitgliedstaaten über die Stoffe, die Arzneimitteln zum Zweck der Färbung hinzugefügt werden dürfen, aufgeführt werden.

3. Was die „Zusammensetzung nach Menge" der wirksamen Bestandteile der Arzneispezialität betrifft, so ist je nach Darreichungsform für jeden wirksamen Bestandteil, das Gewicht oder die Zahl der Internationalen Einheiten je Einnahme-, Gewichts- oder Volumeneinheit anzugeben. Diese Angaben sind zu ergänzen:
— bei injizierbaren Präparaten durch das Gewicht jedes in der Behältniseinheit enthaltenen wirksamen Bestandteils, und zwar unter Berücksichtigung des verwendbaren Volumens;
— bei Arzneispezialitäten, die in Tropfen verabreicht werden, durch das Gewicht der einzelnen wirksamen Bestandteile, die in der einer Durchschnittsdosierung entsprechenden Zahl von Tropfen enthalten sind;
— bei Sirupen, Emulsionen, Granulaten und anderen, in bestimmten Einheiten zu verabreichenden Arzneispezialitäten durch das Gewicht jedes wirksamen Bestandteils je Verabreichungseinheit.
Die wirksamen Bestandteile in Form von Zusammensetzungen oder Derivaten werden quantitativ durch ihr Gesamtgewicht und — wenn dies notwendig oder wichtig ist — durch das Gewicht des oder der wirksamen Anteile am Molekül angegebenen (z. B. sind für Chloramphenicolpalmitat das Gewicht des Esters und das entsprechende Gewicht des Chloramphenicols anzugeben).
Die biologischen Einheiten chemisch nicht definierter Erzeugnisse, über die keine ausreichenden Literaturangaben vorliegen, sind so anzugeben, daß die Wirkung des Stoffes klar ersichtlich wird.

B. Angaben über die Zubereitungsweise

„Die kurzgefaßten Angaben über die Zubereitungsweise", die gemäß Artikel 4 Absatz 2 Nummer 4 der Richtlinie 65/65/EWG dem Antrag auf Genehmigung beizufügen sind, müssen einen ausreichenden Überblick über die Art der Herstellungsgänge geben.

Zu diesem Zweck ist zumindest folgendes anzugeben:

- die einzelnen Herstellungsgänge, anhand deren beurteilt werden kann, ob die zur Herstellung der Darreichungsform angewandten Verfahren nicht zu einer Veränderung der Bestandteile geführt haben;
- bei kontinuierlicher Herstellung die Garantien für die Homogenität jeder fertigen Zubereitung;
- die tatsächliche Herstellungsformel einschließlich der Menge aller verwendeten Stoffe; die Mengen der verwendeten Hilfsstoffe können jedoch annähernd angegeben werden, sofern die Darreichungsform der Arzneispezialität dies erforderlich macht; anzugeben sind ferner flüchtige Bestandteile, die in der fertigen Arzneispezialität nicht mehr enthalten sind;
- die Herstellungsstufen, bei denen Proben für die Kontrolluntersuchungen während der Herstellung entnommen wurden, sofern diese im Hinblick auf andere Faktoren der Unterlagen für die Kontrolle der Qualität der Arzneispezialität erforderlich scheinen.

C. Kontrolle der Ausgangsstoffe

„Ausgangsstoffe" im Sinne dieses Buchstabens sind alle in Buchstabe A Nummer 1 genannten Bestandteile einer Arzneispezialität und erforderlichenfalls das Behältnis.

Zu den Angaben und Unterlagen, die gemäß Artikel 4 Absatz 2 Nummern 7 und 8 der Richtlinie 65/65/EWG dem Antrag auf Genehmigung beizufügen sind, gehören insbesondere die Ergebnisse der Versuche, die sich auf die Qualitätskontrolle aller verwendeten Bestandteile beziehen. Die Angaben und Unterlagen müssen folgenden Vorschriften entsprechen:

1. Ausgangsstoffe, die in den Arzneibüchern aufgeführt sind

Die Monographien des Europäischen Arzneibuchs gelten für alle darin aufgeführten Erzeugnisse.

Bei allen anderen Erzeugnissen kann jeder Mitgliedstaat verlangen, daß bei der in seinem Hoheitsgebiet erfolgenden Herstellung die Vorschriften seines Arzneibuchs beachtet werden.

Die Bestimmungen des Artikels 4 Absatz 2 Nummer 7 der Richtlinie 65/65/EWG gelten als erfüllt, wenn die Bestandteile den Vorschriften des Europäischen Arzneibuchs oder des Arzneibuchs eines der Mitgliedstaaten entsprechen. In diesem Fall kann die Beschreibung der Analysemethoden durch eine detaillierte Bezugnahme auf das betreffende Arzneibuch ersetzt werden.

Wenn jedoch ein im Europäischen Arzneibuch oder im Arzneibuch eines der Mitgliedstaaten aufgeführter Ausgangsstoff nach einer Methode zubereitet wurde, bei der möglicherweise Verunreinigungen bleiben, die in der Monographie dieses Arzneibuchs nicht aufgeführt sind, so muß auf diese Verunreinigungen hingewiesen und die zulässige Höchstmenge angegeben werden, und es muß eine geeignete Prüfungsmethode vorgeschlagen werden.

Die Bezugnahme auf ein Arzneibuch dritter Länder kann nur zugelassen werden, wenn der Stoff weder im Europäischen noch in dem betreffenden nationalen Arzneibuch beschrieben wird. In diesem Fall ist die verwendete Monographie – gegebenenfalls zusammen mit einer unter der Verantwortung des Antragstellers hergestellten Übersetzung – vorzulegen.

Die färbenden Stoffe müssen in allen Fällen den Erfordernissen genügen, die in einer künftigen Richtlinie des Rates zur Angleichung der Rechtsvorschriften der Mitgliedstaaten über die Stoffe, die Arzneimitteln zum Zweck der Färbung hinzugefügt werden dürfen, festgelegt sind.

Bei den Routineprüfungen der einzelnen Chargen der Ausgangsstoffe muß nur der die Kontrollen (Reinheit und Gehalt) betreffende Teil des Arzneibuchs angewandt werden; es müssen nicht unbedingt sämtliche Identitätsprüfungen durchgeführt werden, sofern die gewählten Prüfungen eine eindeutige Charakterisierung ermöglichen. Die angeführte Bezugnahme auf die Monographie des Arzneibuchs ist in diesem Fall entsprechend zu ergänzen.

Die zuständigen Behörden können von der für das Inverkehrbringen verantwortlichen Person geeignetere Spezifikationen verlangen, wenn eine Spezifikation einer Monographie des Europäischen Arzneibuchs oder des Arzneibuchs eines Mit-

gliedstaats unter Umständen nicht genügt, um die Qualität der Ausgangsstoffe zu gewährleisten.

2. Ausgangsstoffe, die nicht in einem Arzneibuch aufgeführt sind

Für die in keinem Arzneibuch aufgeführten Bestandteile ist eine Monographie anzufertigen, die sich auf folgende Punkte bezieht:

a) *Die Bezeichnung des Stoffes* gemäß Buchstabe A Abschnitt 2 ist durch die handelsüblichen oder wissenschaftlichen Synonyme zu vervollständigen;

b) *der Beschreibung des Stoffes*, die derjenigen einer Monographie des Europäischen Arzneibuchs entsprechen muß, sind alle notwendigen Begründungen, vor allem gegebenenfalls hinsichtlich der Molekülstruktur, beizufügen; in diesem Fall sind außerdem kurzgefaßte Angaben über den Syntheseweg anzufügen. Bei Erzeugnissen, die nur durch ihre Zubereitungsweise definiert werden können, ist letztere so genau zu präzisieren, daß ein Erzeugnis mit gleichbleibender Zusammensetzung und Wirkung gekennzeichnet wird;

c) *die Methoden zum Nachweis der Identität* können in die vollständigen Verfahren, wie sie anläßlich der Entwicklung der Arzneispezialität verwendet wurden, und in die routinemäßig durchgeführte Prüfung aufgegliedert werden;

d) *die Reinheitsprüfungen* sind im Hinblick auf alle voraussichtlichen Verunreinigungen zu beschreiben, insbesondere im Hinblick auf Verunreinigungen mit schädlicher Wirkung sowie erforderlichenfalls im Hinblick auf diejenigen, die in Anbetracht der Zusammensetzung des Arzneimittels, die Gegenstand des Antrags ist, einen nachteiligen Einfluß auf die Haltbarkeit der Arzneispezialität haben oder die Analyseergebnisse verfälschen könnten;

e) *die Methoden zur Bestimmung des Gehalts* sind so zu beschreiben, daß sie bei den auf Veranlassung der zuständigen Behörden durchgeführten Kontrollen reproduzierbar sind; die etwa verwendeten besonderen Geräte und Materialien sind – gegebenenfalls unter Beifügung einer Zeichnung – eingehend zu beschreiben; die Zusammensetzung der verwendeten Reagenzien ist erforderlichenfalls durch die Beschreibung der Zubereitungsweise zu vervollständigen.

Die typische Fehlerbreite der Methode, ihre Zuverlässigkeit und die Streuungsbreite der Ergebnisse müssen angegeben und gegebenenfalls begründet werden.

Was komplexe Erzeugnisse pflanzlicher oder tierischer Herkunft betrifft, so ist zwischen dem Fall, daß vielfältige pharmakologische Vorgänge eine chemische, physikalische oder biologische Kontrolle der wichtigsten Bestandteile erfordern, und dem Fall von Erzeugnissen zu unterscheiden, die eine oder mehrere Gruppen von Bestandteilen mit gleicher Wirksamkeit umfassen, für die ein globales Verfahren zur Gehaltsbestimmung zugelassen werden kann,

f) *etwaige besondere Vorsichtsmaßnahmen bei der Lagerung* sowie – falls erforderlich – *die Fristen für die Verwendbarkeit* des Ausgangsstoffs sind anzugeben.

D. Kontrollen der Zwischenprodukte

Die Angaben und Unterlagen, die gemäß Artikel 4 Absatz 2 Nummern 7 und 8 der Richtlinie 65/65/EWG dem Antrag auf Genehmigung beizufügen sind, betreffen insbesondere die Kontrollen, die an den Zwischenprodukten durchgeführt werden können, um die Konstanz der technologischen Merkmale und den ordnungsgemäßen Herstellungsablauf zu gewährleisten.

Diese Kontrollen sind unerläßlich, um die Übereinstimmung der Arzneispezialität mit der Zusammensetzung nachprüfen zu können, wenn der Antragsteller ausnahmsweise eine Methode zur analytischen Prüfung des Fertigerzeugnisses vorschlägt, die keine Bestimmung der Gesamtheit der wirksamen Bestandteile (oder der Bestandteile des Hilfsstoffs, für welche die gleichen Erfordernisse gelten wie für die wirksamen Bestandteile) vorsieht.

Das gleiche gilt, wenn die während der Herstellung durchgeführten Nachprüfungen die Voraussetzungen für die Kontrolle der Qualität des Fertigerzeugnisses bilden, insbesondere in dem Fall, daß das Fertigerzeugnis durch das Herstellungsverfahren bestimmt wird.

E. Kontrolle des Fertigerzeugnisses

Die Angaben und Unterlagen, die gemäß Artikel 4 Absatz 2 Nummern 7 und 8 der Richtlinie 65/65/EWG dem Antrag auf Genehmigung beizufügen sind, betreffen insbesondere die Kontrollen, die am Fertigerzeugnis durchgeführt worden sind.

Die Angaben und Unterlagen müssen folgenden Vorschriften entsprechen:

1. Allgemeine Merkmale der verschiedenen Darreichungsformen

Am Fertigerzeugnis müssen bestimmte, allgemeine Kontrollen auch dann vorgenommen werden, wenn sie bereits im Laufe der Herstellung durchgeführt worden sind.

Als Richtschnur werden nachstehend unter Abschnitt 5 vorbehaltlich etwaiger Vorschriften des Europäischen Arzneibuchs oder der Arzneibücher der Mitgliedstaaten die allgemeinen Merkmale aufgeführt, die bei bestimmten Darreichungsformen zu überprüfen sind.

Diese Kontrollen erstrecken sich erforderlichenfalls auf die Bestimmung der Durchschnittsgewichte und der zulässigen Abweichungen, auf mechanische, physikalische oder mikrobiologische Versuche, auf die organoleptischen Eigenschaften wie Durchsichtigkeit, Farbe und Geschmack sowie auf die physikalischen Eigenschaften wie Dichte, pH, Refraktionsindex usw. Für jede dieser Eigenschaften müssen die Normen und Grenzwerte in jedem einzelnen Fall vom Antragsteller beschrieben werden.

2. Identitätsnachweis und Gehaltsbestimmung des oder der wirksamen Bestandteile

Bei der Darlegung der Methoden zur Analyse des Fertigerzeugnisses sind die Verfahren, die für den Identitätsnachweis und die Gehaltsbestimmung des oder der wirksamen Bestandteile bei einer Durchschnittsprobe, die für die Charge repräsentativ ist, oder bei einer bestimmten Anzahl gesondert betrachteter Gebrauchseinheiten angewandt worden sind, so genau zu beschreiben, daß sie unmittelbar reproduziert werden können.

In allen Fällen müssen die Methoden dem jeweiligen Stand der Wissenschaft entsprechen und Einzelheiten und Begründungen in bezug auf die typischen Fehlerbreiten und die Zuverlässigkeit der analytischen Methode sowie hinsichtlich der zulässigen Fehlerbreiten liefern.

In bestimmten Ausnahmefällen besonders komplexer Mischungen, bei denen die Bestimmung zahlreicher oder in geringen Mengen vorhandener wirksamer Bestandteile schwierige Prüfungen, die sich kaum bei jeder einzelnen Herstellungscharge durchführen lassen, erforderlich machen

würde, ist es zulässig, daß ein oder mehrere wirksame Bestandteile im Fertigerzeugnis nicht bestimmt werden, jedoch unter der ausdrücklichen Bedingung, daß diese Bestimmungen an Zwischenprodukten durchgeführt werden. Diese Ausnahme darf nicht auf die Charakterisierung dieser Stoffe ausgedehnt werden. Diese vereinfachte Methode wird sodann durch eine Methode der quantitativen Bestimmung vervollständigt, die es den zuständigen Behörden ermöglicht, die Übereinstimmung mit der Zusammensetzung der in den Verkehr gebrachten Arzneispezialität nachprüfen zu lassen.

Die Bestimmung der biologischen Aktivität ist erforderlich, sofern die physikalisch-chemischen Methoden nicht ausreichen, um Auskunft über die Qualität des Erzeugnisses zu erhalten.

Lassen die Angaben nach Buchstabe B eine wesentliche Überdosierung an wirksamen Bestandteilen bei der Herstellung der Arzneispezialität erkennen, so muß die Beschreibung der Methoden zur Kontrolle des Fertigerzeugnisses gegebenenfalls die chemische Prüfung und erforderlichenfalls die toxikologisch-pharmakologische Prüfung der bei diesem Stoff eingetretenen Veränderung umfassen; hierbei sind gegebenenfalls die Abbauprodukte zu charakterisieren oder zu bestimmen.

3. Identitätsnachweis und Gehaltsbestimmung der Bestandteile des Hilfsstoffs

Soweit erforderlich, sind die Bestandteile des Hilfsstoffs zumindest zu charakterisieren.

Die dargelegte Methode für den Identitätsnachweis der färbenden Stoffe soll es ermöglichen, nachzuprüfen, ob sie in der Liste im Anhang zu einer künftigen Richtlinie des Rates zur Angleichung der Rechtsvorschriften der Mitgliedstaaten über die Stoffe, die Arzneimitteln zum Zweck der Färbung zugesetzt werden dürfen, aufgeführt sind.

Die Bestimmung des oberen Grenzwerts ist für die Bestandteile des Hilfsstoffs, die unter die Regelung für Gifte fallen oder als Konservierungsmittel verwendet werden, zwingend vorgeschrieben, während bei den Bestandteilen, die sich auf die Körperfunktionen auswirken können, eine quantitative Bestimmung vorzunehmen ist.

4. Unschädlichkeitsversuche

Unabhängig von den Ergebnissen toxikologischer und pharmakologischer Versuche, die zusammen mit dem Antrag auf Genehmigung für das Inverkehrbringen vorzulegen sind, ist in den analytischen Unterlagen die Unschädlichkeit oder lokale Verträglichkeit am Tier nachzuweisen, soweit die Prüfungen routinemäßig zur Kontrolle der Qualität des Arzneimittels durchgeführt werden müssen.

5. Allgemeine Merkmale, die bei den Fertigerzeugnissen je nach ihrer Darreichungsform systematisch nachzuprüfen sind

Die nachstehenden Anforderungen sind vorbehaltlich etwaiger Bestimmungen des Europäischen Arzneibuchs oder der Arzneibücher der Mitgliedstaaten als Richtschnur aufgeführt. So erfolgt zum Beispiel die mikrobiologische Kontrolle von Präparaten zur oralen Anwendung nach Maßgabe der Bestimmungen des Europäischen Arzneibuchs.

Tabletten und Pillen: Farbe, Gewicht und zulässige Abweichungen von diesem Gewicht je Einheit; erforderlichenfalls Zerfallszeit unter Angabe der Bestimmungsmethode;

Dragees: Farbe, Zerfallszeit unter Angabe der Bestimmungsmethode; Gewicht der fertigen Dragees; Kerngewicht und zulässige Abweichungen von diesem Gewicht je Einheit;

Kapseln und Gelatinekapseln: Farbe, Auflösungszeit unter Angabe der Bestimmungsmethode; Aussehen und Gewicht des Inhalts sowie zulässige Abweichungen von diesem Gewicht je Einheit;

Säureresistente Präparate (Tabletten, Kapseln, Gelatinekapseln und Granulate): neben den besonderen Anforderungen für jede Darreichungsform Resistenzzeit im künstlichen Magensaft und Zerfallszeit im künstlichen Darmsaft unter Angabe der Bestimmungsmethode;

Präparate mit besonderem Schutzüberzug (Tabletten, Kapseln, Gelatinekapseln und Granulate): neben den besonderen Anforderungen für jede Darreichungsform Nachprüfung der Wirksamkeit des Überzugs im Hinblick auf das angestrebte Ziel;

Präparate mit progressiver Freisetzung des wirksamen Be-

standteils: neben den besonderen Anforderungen für jede Darreichungsform Anforderungen bezüglich der progressiven Freisetzung unter Angabe der Bestimmungsmethode;

Oblatenkapsullen und andere abgeteilte Pulver: Art und Gewicht des Inhalts und zulässige Abweichungen von diesem Gewicht je Einheit;

Präparate zur Injektion: Farbe, Volumen des Inhalts und zulässige Abweichungen von diesem Volumen; pH, Durchsichtigkeit der Lösungen und zulässige Größe der Teilchen bei Suspensionen; Sterilitätskontrolle unter Beschreibung der Methoden; abgesehen von Sonderfällen Prüfung auf Pyrogenfreiheit unter Beschreibung der Methoden bei Präparaten mit einer Volumeneinheit von 10 ml oder mehr;

Trockenampullen: Arzneimittelmenge je Ampulle und zulässige Gewichtsabweichungen; Prüfungen auf Sterilität und Anforderungen hierfür;

Trinkampullen: Farbe, Aussehen, Volumen des Inhalts und zulässige Abweichungen hiervon;

Salben: Farbe und Konsistenz; Gewicht und zulässige Abweichungen; Art des Behältnisses; mikrobiologische Kontrolle in bestimmten Fällen;

Suspensionen: Farbe; Resuspendierbarkeit, wenn sich ein Niederschlag bildet;

Emulsionen: Farbe, Art, Stabilität;

Zäpfchen und Globuli: Farbe; Gewicht und zulässige Abweichungen von diesem Gewicht je Einheit; Schmelztemperatur oder Auflösungszeit unter Angabe der Bestimmungsmethode;

Aerosole: Beschreibung des Behältnisses und des Verschlusses mit Angaben über den Ausstoß; zulässige Größe der Teilchen, wenn das Arzneimittel zum Inhalieren bestimmt ist;

Augentropfen, Augensalben und Augenbäder: Farbe, Aussehen; Prüfung auf Sterilität unter Beschreibung der Methode; gegebenenfalls Durchsichtigkeit oder zulässige Größe der Teilchen bei Suspensionen, pH-Bestimmung;

Sirupe, Aufgüsse usw.: Farbe, Aussehen.

F. Haltbarkeitsversuche

Die Angaben und Unterlagen, die gemäß Artikel 4 Absatz 2 Nummern 6 und 7 der Richtlinie 65/65/EWG dem Antrag auf

Genehmigung beizufügen sind, müssen folgenden Vorschriften entsprechen:

Zu beschreiben sind die Prüfungen, die es ermöglicht haben, die vom Antragsteller vorgeschlagene Haltbarkeitsdauer zu ermitteln.

Besteht die Möglichkeit, daß sich bei einem Fertigerzeugnis schädliche Abbauprodukte bilden, so muß der Antragsteller dies mitteilen und angeben, welche Methoden für ihre Charakterisierung oder Bestimmung angewandt werden.

Die Schlußfolgerungen müssen die Analyseergebnisse enthalten, welche die vorgeschlagene Haltbarkeitsdauer bei normalen oder gegebenenfalls bei besonderen Aufbewahrungsbedingungen rechtfertigen.

Eine Beschreibung der gegenseitigen Beeinflussung von Arzneimittel und Behältnis ist in allen Fällen vorzulegen, in denen ein solches Risiko denkbar ist, insbesondere wenn es sich um injizierbare Präparate oder Aerosole zum inneren Gebrauch handelt.

2. Teil
Versuche toxikologischer und pharmakologischer Art

Die Anlagen und Unterlagen, die gemäß Artikel 4 Absatz 2 Nummer 8 der Richtlinie 65/65/EWG dem Antrag auf Genehmigung beizufügen sind, müssen den Kapiteln I und II entsprechen.

Kapitel I
Durchführung der Versuche

A. Einleitung

Aus den Ergebnissen der toxikologischen und pharmakologischen Versuche muß folgendes hervorgehen:

1. die Toxizitätsgrenzen des Arzneimittels und seine schädlichen und unerwünschten Wirkungen, gegebenenfalls auch unter den für ihre Anwendung am Menschen vorgesehenen Bedingungen. Diese Wirkungen müssen im Verhältnis zur Schwere des pathologischen Befunds gesehen werden;

2. die pharmakologischen Eigenschaften in qualitativer und quantitativer Hinsicht unter Berücksichtigung der vorgese-

henen Anwendung am Menschen. Alle Ergebnisse müssen zuverlässig und allgemein gültig sein. Soweit dies sinnvoll ist, werden sowohl bei der Versuchsplanung als auch bei der Auswertung der Ergebnisse mathematische und statistische Verfahren angewandt.

Außerdem ist es notwendig, die Kliniker über die therapeutischen Anwendungsmöglichkeiten aufzuklären.

B. Toxizität

1. Toxizität bei einmaliger Verabreichung (akute Toxizität)

Unter Prüfung der „akuten Toxizität" versteht man die qualitative und quantitative Prüfung der toxischen Wirkungen nach einmaliger Verabreichung des oder der wirksamen Bestandteile in dem Mischungsverhältnis, in dem sie in der Arzneispezialität enthalten sind.

Soweit möglich wird das Erzeugnis in seiner Darreichungsform selbst auf seine akute Toxizität geprüft.

Die bei der Prüfung beobachteten Symptome sind einschließlich der lokalen Wirkungen zu beschreiben; die Prüfung soll soweit möglich Angaben über die DL_{50} mit einem Sicherheitskoeffizienten von 95% liefern. Der Sachverständige bestimmt die Dauer der Beobachtungszeit am Tier, die mindestens eine Woche nach der Applikation betragen muß.

Die Prüfung der akuten Toxizität muß an mindestens zwei Arten von Säugetieren eines bestimmten Stammes und in der Regel unter Verwendung von mindestens zwei Formen der Anwendung durchgeführt werden. Die eine Form muß der für die Anwendung am Menschen vorgesehenen Applikation gleich oder ähnlich sein, während die andere Form die Resorption des Stoffes sichern soll. Die Untersuchung ist an einer gleichen Zahl männlicher und weiblicher Tiere durchzuführen.

Bei einer Zusammensetzung mit mehreren wirksamen Bestandteilen ist die Prüfung so durchzuführen, daß festgestellt werden kann, ob Potenzierungserscheinungen oder neue toxische Wirkungen auftreten oder nicht.

2. Toxizität bei wiederholter Verabreichung (subakute und chronische Toxizität)

Die Prüfungen der Toxizität nach wiederholter Verabreichung haben zum Ziel, funktionelle und/oder anatomisch-pathologi-

sche Veränderungen als Folge der wiederholten Verabreichung eines wirksamen Bestandteils bzw. einer Zusammensetzung aus mehreren wirksamen Bestandteilen festzustellen und die Dosierungen zu ermitteln, die für das Auftreten dieser Veränderungen verantwortlich sind.

In der Regel empfiehlt es sich, zwei Prüfungen durchzuführen, und zwar eine kurze von zwei- bis vierwöchiger Dauer und eine längere, deren Dauer von den voraussichtlichen Bedingungen der klinischen Anwendung abhängt und mit der die Unschädlichkeitsgrenzen des geprüften Arzneimittels im Versuch festgestellt werden sollen. Sie dauert gewöhnlich drei bis sechs Monate.

Bei Arzneispezialitäten, die beim Menschen nur einmalig verabreicht werden sollen, wird eine einmalige Prüfung von zwei- bis vierwöchiger Dauer durchgeführt.

Sollte jedoch der Versuchsleiter im Hinblick auf die voraussichtliche Dauer der Anwendung des Arzneimittels am Menschen es für vertretbar halten, längere oder kürzere Versuchszeiten als die oben genannten zu wählen, so hat er dies entsprechend zu begründen.

Der Versuchsleiter muß ferner die gewählten Dosierungen begründen.

Die Prüfungen auf subakute und chronische Toxizität müssen an zwei Arten von Säugetieren – wovon eines kein Nagetier sein darf – durchgeführt werden. Bei der Wahl der Anwendungsart(en) sind die für die therapeutische Anwendung vorgesehenen Formen und die Resorptionsmöglichkeiten zu berücksichtigen. Art und zeitliche Staffelung der Anwendung sind klar anzugeben.

Es ist zweckmäßig, die Höchstdosis so zu wählen, daß sie schädliche Wirkungen hervorruft. Die niedrigeren Dosen gestatten es dann, die Grenzen der Verträglichkeit des Erzeugnisses am Tier festzulegen.

Die Versuchsbedingungen und die Kontrollen müssen unter Berücksichtigung der Bedeutung des Problems gewählt werden und soweit möglich, zumindest aber in bezug auf die kleinen Nagetiere, eine Schätzung der Zuverlässigkeitsgrenzen ermöglichen.

Die Bewertung der toxischen Wirkungen stützt sich auf die Prüfung der Verhaltensweise, des Wachstums, des Blutstatus und der Funktionsprüfungen, insbesondere bei den Ausscheidungsorganen, sowie auf die entsprechenden Obduktionsbe-

funde und die einschlägigen histologischen Befunde. Art und Umfang der einzelnen Prüfungen werden entsprechend der Tierart und entsprechend dem jeweiligen Stand der wissenschaftlichen Erkenntnis ausgewählt.

Bei neuen Kombinationen aus bekannten und nach den Bestimmungen dieser Richtlinie geprüften Stoffen können die langdauernden, chronischen Versuche in angemessener und vom Versuchsleiter zu begründender Weise vereinfacht werden, es sei denn, daß die Prüfung der akuten und subakuten Toxizität Potenzierungserscheinungen oder neue toxische Wirkungen aufgezeigt hat. Den bekannten, nach diesen Vorschriften geprüften Stoffen werden solche gleichgestellt, die sich in einer weitgehenden, mindestens dreijährigen Anwendung bei der Krankenbehandlung und in kontrollierten Untersuchungen als nicht schädlich erwiesen haben.

Ein Hilfsstoff, der zum ersten Mal auf pharmazeutischem Gebiet angewendet wird, gilt als wirksamer Bestandteil.

C. Toxizität am Fötus

Diese Prüfung besteht in der Untersuchung der Frucht auf toxische, insbesondere teratogene Wirkungen, wenn das zu prüfende Arzneimittel dem weiblichen Tier während der Trächtigkeit verabreicht wird.

Diese Versuche haben zwar hinsichtlich ihrer Übertragbarkeit auf den Menschen bis heute nur einen beschränkten Aussagewert; es wird jedoch angenommen, daß sie wichtige Hinweise bieten, wenn Resorptionen, Mißbildungen usw. in Erscheinung treten.

Bei Arzneimitteln, die in der Regel nicht von Frauen eingenommen werden, welche Kinder bekommen können, sowie in anderen Fällen muß das Unterbleiben derartiger Versuche hinreichend begründet werden.

Die betreffenden Versuche müssen an mindestens zwei Tierarten durchgeführt werden: einmal an Kaninchen (einer Rasse, die gegen Substanzen empfindlich ist, die am Fötus anerkanntermaßen toxisch sind) und zum anderen an Ratten, Mäusen (unter Angabe des Tierstammes) oder gegebenenfalls an einer anderen Tierart.

Bei der Festlegung der Versuchsanordnung (Zahl der Tiere, Dosen, Zeitpunkt der Verabreichung und Auswertungskriterien) ist folgendes zu berücksichtigen: der jeweilige Stand der

Wissenschaft bei Antragstellung und die statistische Zuverlässigkeitsgrenze, welche die Ergebnisse erreichen sollen.

D. Generationsversuche

Lassen die Ergebnisse der anderen Versuche Verdachtsmomente erscheinen, die auf verhängnisvolle Folgen für die Nachkommenschaft oder auf eine Änderung der männlichen oder weiblichen Fruchtbarkeit schließen lassen, so müssen ausreichende Kontrollen durchgeführt werden.

E. Kanzerogenese

Untersuchungen auf kanzerogene Wirkungen sind unerläßlich
1. bei Stoffen, die eine enge chemische Ähnlichkeit mit Stoffen aufweisen, deren krebserregende oder krebsfördernde Wirkung erwiesen ist;
2. bei Stoffen, die während der Prüfung auf chronische Toxizität verdächtige Ergebnisse gezeigt haben.

Derartige Untersuchungen können auch bei Stoffen verlangt werden, die in Arzneispezialitäten enthalten sind, welche möglicherweise während eines umfassenden Lebensabschnitts regelmäßig verabreicht werden.

F. Pharmakodynamik

Unter Pharmakodynamik versteht man die durch das Arzneimittel verursachten Veränderungen der normalen oder experimentell veränderten Funktionen des Organismus.

Die Untersuchungen müssen unter zwei Gesichtspunkten durchgeführt werden:

Einerseits muß diese Untersuchung die Wirkungen hinreichend beschreiben, die die Grundlage für die empfohlene praktische Anwendung bilden. Dabei müssen die Ergebnisse in quantitativer Form (Dosiswirkungskurve, Zeitwirkungskurve usw.), möglichst im Vergleich zu Stoffen mit gut bekannter Wirkung beschrieben werden. Wird eine größere therapeutische Breite angegeben, so ist der Unterschied anhand der Zuverlässigkeitsgrenzen nachzuweisen.

Andererseits muß der Versuchsleiter eine allgemeine pharmakologische Bewertung des Stoffes geben, wobei insbesondere

die Möglichkeit von Nebenwirkungen zu berücksichtigen ist. Im allgemeinen empfiehlt sich eine Untersuchung der wichtigsten vegetativen und animalischen Lebensfunktionen; diese Untersuchungen müssen um so gründlicher durchgeführt werden, je näher die Dosen, die Nebenwirkungen hervorrufen können, bei den Dosen liegen, die die therapeutischen Wirkungen verursachen, für die der Stoff vorgeschlagen wird.

Soweit es sich nicht um eine routinemäßige Ermittlung der Versuchsdaten handelt, muß das angewandte Verfahren hinlänglich beschrieben werden, um die Reproduzierbarkeit der Daten zu ermöglichen, deren Stichhaltigkeit der Versuchsleiter nachzuweisen hat. Die Untersuchungsergebnisse sind ausführlich zu beschreiben, bei bestimmten Untersuchungen unter Angabe des statistischen Aussagewerts.

Etwaige quantitative Veränderungen in der Wirkung nach wiederholter Verabreichung sind zu untersuchen. Ausnahmen von diesem Grundsatz müssen eingehend begründet werden.

Stoffkombinationen können das Ergebnis pharmakologischer Überlegungen oder klinischer Hinweise sein.

Im ersten Fall müssen die pharmakodynamischen Untersuchungen die Wirkungen herausstellen, die die Stoffkombination als solche für die klinische Anwendung empfehlen.

Im zweiten Fall, in dem die Stoffkombination durch klinische Versuche wissenschaftlich zu rechtfertigen ist, muß untersucht werden, ob die erwarteten Wirkungen der Stoffkombination am Tier nachgewiesen werden können; hierbei muß zumindest das Ausmaß der Nebenwirkungen nachgeprüft werden.

Wird in der Stoffkombination ein neuer Stoff verwendet, so ist letzterer vorher sorgfältig zu prüfen.

G. Pharmakokinetik

Unter Pharmakokinetik versteht man das Verhalten eines Arzneimittels im Organismus, nämlich die Resorption, die Verteilung, die biochemische Umwandlung (Metabolismus) und die Ausscheidung.

Die Untersuchung dieser verschiedenen Phasen läßt sich mit Hilfe physikalischer, chemischer oder biologischer Methoden sowie durch Beobachtung der pharmakodynamischen Eigenschaften des Stoffes durchführen.

Die Angaben über Verteilung und Ausscheidung sind notwendig bei chemotherapeutischen Stoffen (z.B. Antibiotika) bei

Stoffen, deren Anwendung auf anderen als pharmakodynamischen Wirkungen beruht – dies gilt insbesondere für zahlreiche
diagnostische Mittel usw. –, sowie in allen Fällen, in denen die
Angaben für die Anwendung am Menschen unerläßlich sind.
Für Stoffe mit pharmakodynamischen Wirkungen ist die
pharmakokinetische Prüfung empfehlenswert.

Bei neuen Stoffkombinationen aus bekannten und nach den
Bestimmungen dieser Richtlinie geprüften Stoffen können die
pharmakokinetischen Untersuchungen unterbleiben, wenn die
toxikologischen Versuche und die klinischen Prüfungen dies
rechtfertigen. Den bekannten und nach diesen Bestimmungen
geprüften Stoffen werden solche gleichgestellt, die sich in einer
sehr weitgehenden, mindestens dreijährigen Anwendung bei
der Krankenbehandlung und in kontrollierten Untersuchungen als wirksam und nicht schädlich erwiesen haben.

H. Arzneimittel zur lokalen Anwendung

Falls ein Arzneimittel zur lokalen Anwendung bestimmt ist,
muß seine Resorption untersucht werden, wobei ebenfalls die
mögliche Anwendung des Erzeugnisses auf einer Schädigungen aufweisenden Haut zu prüfen ist. Nur wenn die Resorption nachweislich unter diesen Bedingungen unerheblich ist,
können die Untersuchungen auf Toxizität bei wiederholter,
nicht lokaler Verabreichung, die Untersuchungen auf Toxizität am Fötus sowie die Kontrolle der Fortpflanzungsfähigkeit
unterbleiben.

Wird die Resorption beim klinischen Versuch jedoch nachgewiesen, so sind toxikologische Versuche am Tier, gegebenenfalls also auch Versuche über die Toxizität am Fötus notwendig.

In jedem Fall müssen die Versuche über die lokale Verträglichkeit bei wiederholter Applikation besonders sorgfältig durchgeführt werden und von histologischen Kontrollen begleitet
sein. Untersuchungen auf die Möglichkeit der Sensibilisierung
müssen in Betracht gezogen werden; in den in Abschnitt E
aufgeführten Fällen muß die Kanzerogenität untersucht werden.

Kapitel II
Angaben und Unterlagen

Wie bei allen wissenschaftlichen Arbeiten müssen die Unterlagen über die toxikologischen und pharmakologischen Untersuchungen folgendes enthalten:

a) eine Einführung zur Abgrenzung der Fragestellung, gegebenenfalls in Verbindung mit Literaturnachweisen;

b) eine ausführliche Beschreibung des Versuchsplans nebst Begründung der etwaigen Unterlassung einiger der vorstehend vorgesehenen Prüfungen, und eine Beschreibung der verwendeten Methoden, Apparaturen und Materialien, der Art, der Rasse, des Stamms, der Herkunft, der Zahl, der Haltungsbedingungen und der Ernährung der Versuchstiere; unter anderem auch Angaben über die Aufzuchtsbedingungen der Tiere („SPF" oder herkömmlicher Art);

c) alle wesentlichen Ergebnisse – günstige und ungünstige – sowie die Originaldaten, die so eingehend zu beschreiben sind, daß sie eine kritische Bewertung der Ergebnisse unabhängig von der Auslegung ermöglichen, die ihnen der Autor gibt. Zum Zweck der Erläuterung und Darstellung können die Versuchsergebnisse durch Bildmaterial, Kymographenausschnitte, Mikrophotographien usw. ergänzt werden;

d) eine statistische Beurteilung der Ergebnisse, wenn diese in der Planung der Versuche miteinbegriffen ist, sowie der Variabilität;

e) eine objektive Darstellung der Ergebnisse, die Aufschluß gibt über die toxikologischen und pharmakologischen Eigenschaften der Stoffe, über ihre therapeutische Breite am Versuchstier, ihre etwaigen Nebenwirkungen, ihre Anwendungsgebiete sowie über die wirksamen Dosen und möglichen Unverträglichkeiten;

f) alle Erläuterungen, die den Kliniker in bestmöglicher Weise über die zu erwartenden Vorteile der Arzneispezialität aufklären können, sowie Hinweise auf Behandlungsmöglichkeiten akuter Vergiftungen und Nebenwirkungen beim Menschen;

g) eine Zusammenfassung und ausführliche Literaturangaben.

3. Teil
Klinische Prüfungen

Die Angaben und Unterlagen, die gemäß Artikel 4 Absatz 2 Nummer 8 der Richtlinie 65/65/EWG dem Antrag auf Genehmigung beizufügen sind, müssen den Kapiteln I und II entsprechen.

Kapitel I
Durchführung der Prüfungen

1. Den ärztlichen und klinischen sowie den experimentellen therapeutischen Untersuchungen müssen in allen Fällen ausreichende toxikologische und pharmakologische Versuche vorangehen, die entsprechend den Bestimmungen dieser Richtlinie am Tier durchgeführt worden sind. Der Kliniker muß sich über das Ergebnis der toxikologischen und pharmakologischen Versuche unterrichten, und der Antragsteller muß dem Kliniker den vollständigen Bericht zur Verfügung stellen.
2. Die klinischen Untersuchungen müssen als „controlled clinical trials" durchgeführt werden. Art und Weise ihrer Durchführung werden von Fall zu Fall verschieden sein und durch ethische Erwägungen mitbestimmt werden. So kann der Wirkungsvergleich zwischen einem neuen Arzneimittel und einem bereits bekannten bisweilen einem Wirkungsvergleich mit einem Leerpräparat (Placebo) vorzuziehen sein.
3. Soweit möglich müssen vor allem bei Untersuchungen, bei denen die Wirkung des Arzneimittels nicht objektiv meßbar ist, kontrollierte Versuche nach der „double blind"-Methode durchgeführt werden.
4. Wenn zur Ermittlung der therapeutischen Wirksamkeit statistische Methoden verwendet werden müssen, ist grundsätzlich zu fordern, daß die Untersuchung so angelegt ist, daß sie eine statistische Auswertung ermöglicht. Eine ordnungsgemäß durchgeführte Untersuchung darf nicht durch einen Versuch mit einer großen Patientenzahl ersetzt werden.

Kapitel II
Angaben und Unterlagen

1. Die gemäß Artikel 4 Absatz 2 Nummer 8 der Richtlinie 65/65/EWG vorzulegenden ärztlichen oder klinischen Anga-

ben müssen es ermöglichen, sich ein wissenschaftlich ausreichend fundiertes Urteil darüber zu bilden, ob die Arzneispezialität den Kriterien für die Erteilung der Genehmigung für das Inverkehrbringen genügt. Aus diesem Grunde müssen die Ergebnisse aller ärztlichen und klinischen Versuche, und zwar sowohl die günstigen als auch die ungünstigen Ergebnisse, vorgelegt werden.

2. Die Versuchsergebnisse müssen wie folgt aufgegliedert werden:

A. Pharmakologische Angaben
(Klinische Pharmakologie)

1. Soweit möglich müssen jeweils Angaben über die Ergebnisse folgender Versuche unterbreitet werden:

a) Versuche über die pharmakologischen Wirkungen,

b) Versuche, die den pharmakodynamischen Mechanismus nachweisen, der der therapeutischen Wirksamkeit zugrunde liegt,

c) Versuche, aus denen hervorgeht, welchen biochemischen Veränderungen (Metabolismus) das Arzneimittel unterliegt, und die wichtigsten Befunde seiner Pharmakokinetik.

Sofern diese Auskünfte ganz oder teilweise fehlen, muß eine Begründung gegeben werden.

Treten während der Versuche unvorhergesehene Wirkungen auf, so müssen die ursprünglichen toxikologischen und pharmakologischen Versuche am Tier entsprechend wiederholt und erweitert werden.

2. Ist das Arzneimittel zu einer zeitlich längeren Anwendung bestimmt, so müssen Angaben über etwaige Veränderungen der pharmakologischen Wirkung bei wiederholter Anwendung gemacht werden.

3. Soll das Arzneimittel gewöhnlich in Verbindung mit anderen Arzneimitteln angewendet werden, so sind Angaben bezüglich der Versuche über die gleichzeitige Anwendung zu machen, die durchgeführt werden, um etwaige Änderungen der pharmakologischen Wirkung festzustellen.

4. Alle Nebenwirkungen, die bei diesen Versuchen festgestellt werden, müssen gesondert aufgeführt sein.

B. Ärztliche und klinische Angaben

1. Auskünfte individueller Art – Krankengeschichte

Die Angaben über ärztliche oder klinische Versuche oder experimentelle therapeutische Untersuchungen müssen so ausführlich sein, daß sie eine objektive Beurteilung gestatten. Diese Versuche werden grundsätzlich in einer Krankenanstalt durchgeführt.

Das Ziel der Versuche sowie die positiven und negativen Kriterien für die Beurteilung der Ergebnisse sind darzulegen. Die Angaben müssen den Namen, die Anschrift, die Funktionen, die Hochschulqualifikation und die Krankenhausstellung des Untersuchungsleiters sowie den Ort der Behandlung enthalten. Für jeden Patienten sind folgende Angaben zu machen:

1. Angaben zur Identifizierung, z. B. Nummer der Krankengeschichte,
2. Kriterien für seine Einbeziehung in die Untersuchungsgruppe,
3. Alter,
4. Geschlecht,
5. Diagnose und Indikationen für die Anwendung des Arzneimittels sowie Vorgeschichte des Kranken; Angaben über etwaige andere Krankheiten,
6. Dosierung und Art der Anwendung des Arzneimittels,
7. Häufigkeit der Anwendung und Vorsichtsmaßnahmen bei der Anwendung,
8. Dauer der Behandlung und der anschließenden Beobachtungszeit,
9. Angaben über Arzneimittel, die vor oder während des Untersuchungszeitraums angewandt wurden,
10. erforderlichenfalls Diät,
11. alle zur Beurteilung des Antrags notwendigen Ergebnisse der ärztlichen und klinischen Untersuchungen (einschließlich der ungünstigen oder negativen Ergebnisse) mit vollständiger Angabe der klinischen Beobachtungen und der Ergebnisse der objektiven Wirksamkeitsprüfungen, z. B. Röntgenbefunde, Elektroenzephalogramm, Elektrokardiogramm, Laboratoriumsbefunde, Funktionsprüfungen sowie die angewandten Methoden und deren Genauigkeit (Varianz der Methode, individuelle Varianz und Einfluß der Behandlung),

12. festgestellte schädliche oder nichtschädliche Nebenwirkungen sowie nach deren Feststellungen getroffene Maßnahmen; dabei ist das Verhältnis Ursache–Wirkung mit der gleichen Genauigkeit zu untersuchen, wie sie gewöhnlich zur Feststellung der therapeutischen Wirksamkeit angewandt wird,

13. Schlußfolgerungen für jeden Einzelfall.

Wenn eine oder mehrere der unter den Nummern 1 bis 13 aufgeführten Angaben fehlen, so muß dies begründet werden. Die obengenannten Angaben sind den zuständigen Behörden zuzuleiten.

Die zuständigen Behörden können bei sehr umfangreichen Angaben oder in anderen begründeten Fällen auf die Übermittlung der Angaben verzichten, sofern an der Richtigkeit der Zusammenfassung und Schlußfolgerungen in Abschnitt 2 kein Zweifel besteht.

Die für das Inverkehrbringen der Arzneispezialität verantwortliche Person trifft alle zweckdienlichen Maßnahmen, um sicherzustellen, daß die Originalunterlagen für die übermittelten Angaben sowie die Kodebezeichnungen, aus denen der Bezug dieser Dokumente auf die betreffenden Patienten hervorgeht, mindestens fünf Jahre nach der Übermittlung der Krankheitsunterlagen an die zuständige Behörde aufbewahrt werden.

2. Zusammenfassung und Schlußfolgerungen

1. Die ärztlichen oder klinischen oder experimentellen therapeutischen Angaben unter Abschnitt 1 Nummern 1 bis 13 sind so zusammenzufassen, daß sich ein Überblick über die Versuche und ihre Ergebnisse ergibt: dabei ist insbesondere auch folgendes anzugeben:

a) Zahl der behandelten Patienten unter Angabe des Geschlechts,

b) Auswahl und Zusammensetzung der Untersuchungs- und Vergleichsgruppen nach Alter,

c) Zahl der Patienten, bei denen die Versuche vor ihrer Beendigung unterbrochen wurden, sowie Gründe hierfür,

d) bei kontrollierten Versuchen, die unter vorstehenden Bedingungen durchgeführt wurden, Angaben darüber, ob die kontrollierte Versuchsgruppe
   – keiner Therapie unterworfen wurde,
   – ein Placebo erhalten hat,

- ein Arzneimittel mit bekannter Wirksamkeit erhalten hat,
e) Häufigkeit der festgestellten Nebenwirkungen,
f) nähere Angaben darüber, ob sich in der Gruppe Personen befanden, die besondere Merkmale zeigten (alte Leute, Kinder, schwangere und menstruierende Frauen), oder deren physiologischer oder pathologischer Zustand zu berücksichtigen ist,
g) statistische Beurteilung der Ergebnisse, wenn diese in der Planung der Versuche miteinbegriffen ist, sowie der Variabilität.
2. Ferner obliegt es dem Untersuchungsleiter, allgemeine Schlußfolgerungen zu ziehen und sich im Rahmen des Versuchs über folgendes zu äußern: die Unschädlichkeit bei bestimmungsgemäßem Gebrauch, die Verträglichkeit sowie die Wirksamkeit des Arzneimittels unter Angabe aller zweckdienlichen Einzelheiten über Heilanzeigen und Gegenanzeigen, Dosierung und durchschnittliche Dauer der Behandlung sowie gegebenenfalls über besondere Vorsichtsmaßnahmen bei der Anwendung und über die klinischen Anzeichen bei Überdosierung.

C. Allgemeine Erwägungen

1. Der Kliniker muß in jedem Fall seine Beobachtungen zu folgenden Punkten mitteilen:
a) etwaige Zeichen einer Gewöhnung, Toxikomanie und Entwöhnung,
b) festgestellte Wechselwirkungen mit gleichzeitig verabreichten anderen Arzneimitteln,
c) Kriterien, anhand deren bestimmte Patienten von den Versuchen ausgeschlossen wurden.
2. Die Angaben über neue Stoffkombinationen müssen den für ein neues Arzneimittel vorgesehenen Angaben entsprechen, wobei die Stoffkombinationen in bezug auf Wirksamkeit und Unschädlichkeit zu rechtfertigen sind.

Kapitel III

Prüfung des Antrags auf Genehmigung für das Inverkehrbringen einer Arzneispezialität

Bei der Prüfung des gemäß Artikel 4 der Richtlinie 65/65/EWG gestellten Antrags verfahren die zuständigen Behörden der

Mitgliedstaaten nach folgenden Grundsätzen:

1. Die Beurteilung der Anträge auf Genehmigung für das Inverkehrbringen stützt sich auf die ärztlichen oder klinischen oder experimentellen therapeutischen Versuche über die therapeutische Wirksamkeit und die Unschädlichkeit des betreffenden Erzeugnisses bei bestimmungsgemäßem Gebrauch, wobei seine therapeutischen Indikationen für den Menschen berücksichtigt werden. Die therapeutischen Vorteile müssen die potentiellen Risiken überwiegen.

2. Erklärungen von Kliniken über die therapeutische Wirksamkeit und die Unschädlichkeit einer Arzneispezialität bei bestimmungsgemäßem Gebrauch, die nicht ausreichend wissenschaftlich untermauert sind, können nicht als stichhaltige Beweise angesehen werden.

3. Der Nachweis einer pharmakodynamischen Wirkung am Menschen reicht allein nicht aus, um Schlußfolgerungen bezüglich einer etwaigen therapeutischen Wirksamkeit zu ziehen.

4. Der Wert der Angaben über die therapeutische Wirksamkeit und die Unschädlichkeit einer Arzneispezialität bei bestimmungsgemäßem Gebrauch wird stark erhöht, wenn die Angaben von verschiedenen qualifizierten und unabhängigen Wissenschaftlern stammen.

5. Ein Antragsteller kann möglicherweise nachweisen, daß er aus folgenden Gründen bei bestimmten therapeutischen Indikationen keine vollständigen Auskünfte über die therapeutische Wirksamkeit bzw. Unschädlichkeit bei bestimmungsgemäßem Gebrauch erteilen kann:

   a) Die Indikation, für die das Arzneimittel bestimmt ist, kommt so selten vor, daß dem Antragsteller billigerweise nicht zugemutet werden kann, die vollständigen Angaben vorzulegen;

   b) beim jeweiligen Stand der Wissenschaft ist es nicht möglich, vollständige Auskünfte zu erteilen;

   c) die allgemein anerkannten Grundsätze des ärztlichen Berufsethos gestatten es nicht, diese Angaben zu beschaffen.

In diesen Fällen kann die Genehmigung für das Inverkehrbringen mit folgenden Auflagen erteilt werden:

   a) Die Arzneispezialität darf nur auf ärztliche Verordnung abgegeben werden; gegebenenfalls darf sie nur unter strenger ärztlicher Kontrolle, eventuell in Krankenhäu-

sern, verabreicht werden;

b) in der Packungsbeilage und in der für Ärzte bestimmten Information müssen diese darauf aufmerksam gemacht werden, daß für bestimmte namentlich bezeichnete Gebiete noch keine ausreichenden Angaben über die betreffende Arzneispezialität vorliegen.

Richtlinie über die Prüfung von Arzneimitteln

Bekanntmachung des Bundesministers für Jugend, Familie und Gesundheit vom 11. Juni 1971 (BAnz. Nr. 113 vom 25. Juni 1971)[1]

Nachstehend gebe ich die Richtlinie über die Prüfung von Arzneimitteln bekannt (Anlage 1). Das Bundesgesundheitsamt wird ab sofort nach dieser Richtlinie in der Weise verfahren, daß Arzneispezialitäten nach § 21 Abs. 1 a und 1 b des Arzneimittelgesetzes vom 16. Mai 1961 (Bundesgesetzbl. I S. 533), zuletzt geändert durch das Kostenermächtigungs-Änderungsgesetz vom 23. Juni 1970 (Bundesgesetzbl. I S. 805), die zur Anwendung beim Menschen bestimmt sind, nur dann in das Spezialitätenregister eingetragen werden, wenn sie nach dieser Richtlinie geprüft worden sind. Bei der Registrierung der anderen beim Menschen anzuwendenden Arzneispezialitäten wird das Bundesgesundheitsamt im Rahmen der von ihm vorzunehmenden Prüfung, ob sich Anhaltspunkte für Verstöße gegen § 6 oder 8 des Arzneimittelgesetzes (1961) ergeben, nach den Grundgedanken dieser Richtlinien verfahren.
Die Richtlinie ist vom Beirat Arzneimittelsicherheit beim Bundesminister für Jugend, Familie und Gesundheit erarbeitet worden und stellt eine Fortentwicklung der Richtlinien über die Prüfung von Arzneimitteln der Deutschen Pharmakologischen Gesellschaft und der Deutschen Gesellschaft für innere Medizin dar.
Der Richtlinie liegt der Entwurf einer Richtlinie der Kommission der Europäischen Gemeinschaften vom 12. Februar 1970 (vgl. Deutscher Bundestag – 6. Wahlperiode – Drucksache VI/417) zugrunde. Dieser Entwurf ist bisher noch nicht vom Rat der Europäischen Gemeinschaften verabschiedet worden. Die vorliegende Richtlinie wird daher vorbehaltlich von Änderungen, die sich aus einem Beschluß des Rates der

---

Anm. d. Verf.:
1 Diese Richtlinie ist für die Zulassung von Arzneimitteln weiterhin maßgeblich bis zum Erlaß der Arzneimittel-Richtlinien nach § 26 AMG.

Europäischen Gemeinschaften in dieser Sache ergeben, bekanntgemacht.

Es wird ferner auf die Empfehlungen des Weltärztebundes (WMA) über die Durchführung klinischer Versuche vom Juni 1964 (Deklaration von Helsinki) hingewiesen, die ebenfalls nachstehend bekanntgegeben werden (Anlage 2).

Richtlinie über die Prüfung von Arzneimitteln

Erster Teil:

Pharmakologisch-toxikologische Prüfung
von Arzneimitteln

A. Allgemeines

Aus den Ergebnissen der pharmakologischen und toxikologischen Versuche muß folgendes hervorgehen:
1. die Toxizitätsgrenzen des Arzneimittels und seine eventuellen schädlichen und unerwünschten Wirkungen unter den für seine Anwendung am Menschen vorgesehenen Bedingungen;
2. die pharmakologischen Eigenschaften in qualitativer und quantitativer Hinsicht unter Berücksichtigung der empfohlenen Anwendung am Menschen.

Alle Ergebnisse sind hinsichtlich ihrer Zuverlässigkeit und Verallgemeinerungsfähigkeit nach statistischen Prinzipien zu beurteilen, wobei, soweit dies sinnvoll ist, mathematisch-statistische Verfahren benutzt werden sollen.

Über die aus den pharmakologischen und toxikologischen Versuchen gewonnenen Ergebnisse muß ein Spezialist in Pharmakologie oder ein Spezialist des dem Arzneimittel entsprechenden Fachgebietes vor der Anwendung des Arzneimittels am Menschen den prüfenden Kliniker ausführlich und vollständig unter Berücksichtigung möglicher Indikationen und Kontraindikationen unterrichten, so daß eine Beurteilung des Risikos möglich ist.

B. Toxizität

I. Toxizität bei einmaliger Anwendung („akute Toxizität")

Hierunter versteht man die qualitative und quantitative Prüfung der toxischen Erscheinungen nach einmaliger Anwendung der aktiven Stoffe in dem Mischungsverhältnis, in dem

sie in dem Arzneimittel enthalten sind. Soweit es im Tierversuch möglich ist, werden die Stoffe in der vorgesehenen Darreichungsform selbst auf ihre akute Toxizität geprüft. Bei der Prüfung ist die beobachtete Symptomatologie einschließlich der lokalen Wirkungen zu beschreiben; die Prüfung soll, soweit dies möglich ist, Angaben über die DL 50 und deren statistische Zuverlässigkeit (Sicherheitskoeffizient von mindestens 95%) liefern. Der Sachverständige bestimmt die Dauer der Beobachtungszeit am Tier, die mindestens eine Woche nach der Applikation betragen muß.

Die Prüfung der akuten Toxizität muß an mindestens zwei Arten von Säugetieren und in der Regel unter Verwendung von mindestens zwei Formen der Anwendung durchgeführt werden, die auch über das Ausmaß der Resorption des Stoffes Auskunft geben. Eine Form muß der für die Anwendung beim Menschen vorgeschlagenen Applikation gleich oder ähnlich sein. Die Prüfung ist an einer gleichen Zahl männlicher und weiblicher Tiere durchzuführen.

Bei Stoffkombinationen ist die Prüfung so durchzuführen, daß festgestellt werden kann, ob Potenzierungserscheinungen oder neue toxische Erscheinungen auftreten oder nicht.

II. Toxizität bei wiederholter Anwendung („subakute Toxizität" und „chronische Toxizität")

Die Prüfungen auf subakute und chronische Toxizität haben das Ziel, funktionelle und/oder anatomisch-pathologische Veränderungen als Folge der wiederholten Anwendung des Stoffes bzw. der Stoffkombination festzustellen und die Dosen zu ermitteln, die für die beobachteten Veränderungen verantwortlich sind.

In der Regel empfiehlt es sich, zwei Prüfungen durchzuführen, eine kurze von zwei bis vier Wochen und eine längere. Die Dauer der längeren Prüfung hängt von den voraussichtlichen Bedingungen der klinischen Anwendung ab und beträgt gewöhnlich drei bis sechs Monate. Die Prüfungen sollen die Unschädlichkeitsgrenzen im Tierversuch feststellen. Bei Arzneimitteln, die beim Menschen nur einmalig angewendet werden sollen, wird nur eine Prüfung von zwei bis vier Wochen durchgeführt.

Die Prüfungen auf subaktive und chronische Toxizität müssen an zwei Arten von Säugetieren, wovon eines kein Nagetier sein darf, durchgeführt werden. Bei der Wahl der Art und Form der

Anwendung am Tier sind die für die Anwendung beim Menschen vorgesehenen Bedingungen sowie die Resorptionsmöglichkeiten zu berücksichtigen. Art und zeitliche Staffelung der Verabfolgung sind anzugeben.

Sollte es jedoch der Versuchsleiter im Hinblick auf die vermutliche Anwendungsdauer des Arzneimittels am Menschen für vertretbar halten, kürzere als die oben genannten Versuchszeiten zu wählen, so hat er dies eingehend zu begründen.

Die Höchstdosis ist grundsätzlich so zu wählen, daß sie schädliche Wirkungen hervorruft. Die niedrigeren Dosen erlauben in diesem Falle, die Verträglichkeitsgrenzen des neuen Mittels am Versuchstier festzulegen. Die Dosen müssen begründet werden.

Die Versuche und Kontrollen müssen so angelegt werden, daß die Ergebnisse eine Beurteilung der statistischen Zuverlässigkeit erlauben.

Die Bewertung der toxischen Wirkung stützt sich auf die Untersuchung der Verhaltensweise, des Wachstums, des Blutstatus und auf die notwendigen Funktionsprüfungen, insbesondere bei den Ausscheidungsorganen, sowie auf die entsprechenden Obduktionsbefunde und die einschlägigen histologischen Befunde. Die Wahl von Art und Umfang der Untersuchungen hat sich an dem jeweiligen Stand der wissenschaftlichen Erkenntnisse auszurichten.

Ein Hilfsstoff, dessen Verwendung als Bestandteil von Arzneimitteln bisher nicht allgemein bekannt ist, muß wie ein arzneilich wirksamer Bestandteil geprüft werden.

Bei neuen Kombinationen bekannter und nach diesen Vorschriften geprüfter Stoffe können die langdauernden, chronischen Versuche in angemessener und vom Versuchsleiter zu begründender Weise vereinfacht werden, es sei denn, daß die Prüfung der akuten und subakuten Toxizität Potenzierungserscheinungen oder neue toxische Erscheinungen aufgezeigt hat.

Den bekannten und nach diesen Vorschriften geprüften Stoffen werden solche gleichgestellt, die sich an einer mindestens 3jährigen Anwendung bei der Krankenbehandlung und in kontrollierten Untersuchungen als wirksam und nicht schädlich erwiesen haben; in diesen Fällen brauchen nur bibliographische Unterlagen vorgelegt zu werden.

III. Toxizität am Fötus

Ziel dieser Versuche ist die Feststellung embryotoxischer, insbesondere teratogener Wirkungen. Dem weiblichen Tier ist hierzu das Arzneimittel zu verschiedenen Zeiten der Trächtigkeit zu verabfolgen.

Die Versuche sind nach dem jeweiligen Stand der wissenschaftlichen Erkenntnis durchzuführen. Es müssen insbesondere die Unterschiede in der Empfindlichkeit der Föten gegenüber embryotoxischen Stoffen berücksichtigt werden und solche Tierarten ausgewählt werden, von denen bekannt ist, daß sie zur Prüfung teratogener Wirkungen geeignet sind. Die Versuchsmethodik (Zahl der Tiere, Dosen, Zeitpunkt der Verabreichung und Auswertungskriterien) ist so festzulegen, daß sie dem jeweiligen Stand der wissenschaftlichen Erkenntnis zur Zeit des Antrages auf Registrierung und der statistischen Zuverlässigkeitsgrenze, welche die Ergebnisse erreichen sollen, entspricht. Abweichungen von diesen Grundsätzen müssen eingehend begründet werden.

C. Schädigung der Fruchtbarkeit und der Nachkommenschaft

Lassen die Ergebnisse der anderen Versuche Verdachtsmomente auf Änderung der männlichen oder weiblichen Fruchtbarkeit erkennen, so müssen entsprechende Versuche zur Klärung durchgeführt werden.

Ergeben die anderen Versuche konkrete Hinweise auf eine Schädigung der Nachkommenschaft, so müssen entsprechende Versuche zur Klärung durchgeführt werden.

D. Kanzerogenese

Versuche, die derartige Folgen aufzeigen können, sind unerläßlich:

1. bei Stoffen, die eine enge chemische Ähnlichkeit mit Stoffen aufweisen, deren krebserregende oder krebsfördernde Wirkung erwiesen ist;
2. bei Stoffen, die während der Prüfung auf chronische Toxizität verdächtige Ergebnisse gezeigt haben.

E. Pharmakodynamik

Hierunter versteht man die durch das Arzneimittel verursachten Veränderungen der normalen oder experimentell veränderten Funktionen des Organismus. Diese Untersuchungen sollen unter zwei Gesichtspunkten durchgeführt werden:

1. Es müssen die Wirkungen hinreichend beschrieben werden, die die Grundlage für die empfohlene praktische Anwendung bilden. Dabei müssen die Ergebnisse in quantitativer Form (Dosiswirkungskurve, Zeitwirkungskurve usw.) und, soweit vorhanden, im Vergleich zu Stoffen bekannter Wirkung beschrieben werden. Wird eine größere therapeutische Breite angegeben, so ist auch diese statistisch zu belegen.

2. Es muß eine allgemeine pharmakologische Bewertung des Stoffes erfolgen, wobei insbesondere die Möglichkeit von Nebenwirkungen zu berücksichtigen ist. Dabei sind Untersuchungen der wichtigsten vegetativen und animalischen Lebensfunktionen vorzunehmen. Diese Untersuchungen müssen um so gründlicher durchgeführt werden, je näher die Dosen, die Nebenwirkungen hervorrufen können, bei den Dosen liegen, die die therapeutischen Wirkungen verursachen.

Soweit es sich nicht um eine routinemäßige Ermittlung der Versuchsdaten handelt, muß das angewendete Verfahren hinlänglich beschrieben werden, um die Reproduzierbarkeit der Daten zu ermöglichen, deren Stichhaltigkeit der Versuchsleiter nachzuweisen hat. Die Untersuchungsergebnisse sind ausführlich zu beschreiben und, soweit dies sinnvoll ist, statistisch auszuwerten.

Quantitative Veränderungen in der Wirkung nach wiederholter Verabfolgung sind zu untersuchen. Ausnahmen von diesem Grundsatz müssen eingehend begründet werden.

Stoffkombinationen können das Ergebnis pharmakologischer Überlegungen oder klinischer Hinweise sein. Im ersten Falle müssen die pharmakodynamischen Untersuchungen diejenigen Wirkungen herausstellen, die die Stoffkombination als solche für die klinische Anwendung empfehlen. Im zweiten Fall, in dem die wissenschaftliche Rechtfertigung der Stoffkombination durch klinische Versuche erbracht werden muß, untersucht der Pharmakologe, ob die von der Stoffkombination erwarteten Wirkungen am Tier nachgewiesen werden

können, und prüft zumindest das Ausmaß der Nebenwirkungen nach. Wird in der Stoffkombination ein neuer Stoff verwendet, so ist dieser vorher für sich zu prüfen.

F. Pharmakokinetik

Hierunter versteht man das Verhalten eines Arzneimittels im Organismus, nämlich die Resorption, die Verteilung, die biochemische Umwandlung (Metabolismus) und die Ausscheidung.

Die Untersuchung der Pharmakokinetik soll mit Hilfe physikalischer, chemischer oder biologischer Methoden sowie durch die Beobachtung der pharmakodynamischen Eigenschaften des Stoffes selbst durchgeführt werden. Die Angaben über die Vertretung und Ausscheidung sind bei chemotherapeutischen Stoffen, z.B. bei Antibiotika sowie bei solchen Stoffen notwendig, deren Anwendung auf anderen als pharmakodynamischen Wirkungen beruht. Dies gilt insbesondere für zahlreiche zu diagnostischen Zwecken bestimmte Arzneimittel sowie in allen Fällen, in denen die Angabe für die Anwendung am Menschen unerläßlich ist.

Bei neuen Kombinationen bekannter und nach diesen Vorschriften geprüfter Stoffe können die pharmakokinetischen Untersuchungen unterbleiben, wenn die toxikologischen Versuche und die klinischen Prüfungen dies rechtfertigen. Diesen bekannten und nach diesen Vorschriften geprüften Stoffen werden solche gleichgestellt, die sich in einer mindestens 3jährigen weitgehenden Anwendung bei der Krankenbehandlung und in kontrollierten Untersuchungen als wirksam und nicht schädlich erwiesen haben.

G. Arzneimittel zur lokalen Anwendung

Bei einem Arzneimittel, das zur lokalen Anwendung bestimmt ist, muß auch die Resorption seiner Trägerstoffe untersucht werden. Sollte diese unter Berücksichtigung der vorgesehenen praktischen Anwendung am Menschen nachweislich unerheblich sein, so können die Untersuchungen auf subakute und chronische Toxizität und auf Toxizität am Fötus sowie die Kontrolle der Reproduktionsfähigkeit unterbleiben. Wird die Resorption beim klinischen Versuch jedoch nachgewiesen, so sind alle toxikologischen Versuche am Tier notwendig. In

jedem Falle müssen die Versuche über die lokale Verträglichkeit bei wiederholter Applikation besonders sorgfältig durchgeführt werden und von histologischen Kontrollen begleitet sein. Untersuchungen auf die Möglichkeit der Sensibilisierung müssen in Betracht gezogen werden. In den in Punkt D angeführten Fällen muß die Kanzerogenität untersucht werden.

H. Unterlagen

Die Unterlagen über die pharmakologischen Versuche müssen folgende Angaben enthalten:

1. eine Einführung zur Abgrenzung der Fragestellung eventuell in Verbindung mit dem einschlägigen Literaturnachweis;

2. eine ausführliche Beschreibung
   des Versuchsplans,
   der verwendeten Methoden, Apparaturen und Materialien,
   der Art, der Rasse, des Stammes, der Herkunft,
   der Ernährung und der Haltungsbedingungen der Versuchstiere,
   der Aufzuchtsbedingungen der Tiere („SPF" oder herkömmlicher Art);
   die Beschreibung muß ferner die Zahl der Versuchstiere enthalten;

3. alle Ergebnisse – günstige und ungünstige – sowie die Orginaldaten, die so eingehend zu beschreiben sind, daß sie eine kritische Bewertung der Ergebnisse auch unabhängig von der ihnen vom Autor gegebenen Auslegung ermöglichen. Zum Zwecke der Erläuterung und Darstellung können die Versuchsergebnisse durch Bildmaterial, Kymographenausschnitte, Mikrophotographien usw. ergänzt werden;

4. eine objektive Besprechung der Ergebnisse, die Aufschluß gibt über
   die pharmakologischen und toxikologischen Eigenschaften des Stoffes,
   seine therapeutische Breite am Versuchstier,
   seine Nebenwirkungen,
   seine Anwendungsgebiete,
   die wirksamen Dosen und möglichen Unverträglichkeiten;

5. Erläuterungen der zu erwartenden Vorteile des Arzneimit-

tels gegenüber den im Verkehr befindlichen Arzneimitteln sowie Hinweise auf Behandlungsmöglichkeiten akuter Vergiftungen und Nebenwirkungen beim Menschen;

6. eine statistische Beurteilung der Ergebnisse unter Berücksichtigung der Planung der Versuche und Variabilität;
7. eine Zusammenfassung und ausführliche Literaturangaben.

Das Fehlen einzelner der vorgeschriebenen Versuche ist ausführlich zu begründen.

Zweiter Teil:

Klinische Erprobung von Arzneimitteln

A. Allgemeines

Die therapeutische Wirksamkeit und die Unbedenklichkeit (§ 6 AMG) eines Arzneimittels sind am Menschen durch ärztliche, klinische und experimentelle therapeutische Untersuchungen unter Berücksichtigung der vorgesehenen Indikationen zu ermitteln.

Diesen Untersuchungen haben ausreichende pharmakologische und toxikologische Versuche nach Maßgabe des Ersten Teils dieser Richtlinien voranzugehen. Der Hersteller hat dem Kliniker die Unterlagen über die Versuche zur Verfügung zu stellen. Der Kliniker muß über die gewonnenen Ergebnisse unter Berücksichtigung möglicher Indikationen und Kontraindikationen von einem Spezialisten in Pharmakologie oder einem Spezialisten des dem neuen Arzneimittel entsprechenden Fachgebietes ausführlich und vollständig unterrichten lassen, um das Risiko für den Menschen beurteilen zu können. Die Untersuchungen sind grundsätzlich als „controlled clinical trials" durchzuführen. Ihre Durchführung wird von Fall zu Fall verschieden sein und durch berufsethische Erwägungen mitbestimmt werden. So kann der Wirkungsvergleich eines neuen Arzneimittels mit einem bereits bekannten einem Wirkungsvergleich mit einem Leerpräparat (Placebo) vorzuziehen sein.

Bei Untersuchungen, bei denen die Wirkung des Arzneimittels nicht objektiv meßbar ist, muß ein kontrollierter Versuch nach der „double-blind"-Methode durchgeführt werden, soweit das möglich ist.

Die Untersuchungen müssen so geplant und durchgeführt werden, daß eine dem Untersuchungsziel entsprechende statistische Auswertung möglich und sinnvoll ist.

Die Untersuchungen sind auch bei Kombinationen durchzuführen, die aus bereits geprüften Stoffen bestehen.

Bei der Bewertung der Unbedenklichkeit eines Arzneimittels sind die therapeutischen Vorteile gegen die möglichen Risiken abzuwägen. Bei nicht vertretbaren Risiken muß das Arzneimittel als bedenklich angesehen werden.

Erläuterungen über die therapeutische Wirksamkeit und die Bedenklichkeit, die lediglich auf klinischen Eindrücken beruhen, können nicht als stichhaltig angesehen werden.

Der Nachweis irgendeiner pharmakologischen Wirkung am Menschen reicht allein nicht aus, um die therapeutische Wirksamkeit zu begründen.

Der Wert der Angaben über die therapeutische Wirksamkeit und die Unbedenklichkeit erhöht sich, wenn die Versuchsergebnisse von verschiedenen qualifizierten Wissenschaftlern unabhängig voneinander erarbeitet worden sind.

B. Unterlagen

Die Unterlagen über die ärztlichen und klinischen Prüfungen müssen ein wissenschaftliches Urteil über die therapeutische Wirksamkeit und die Unbedenklichkeit des Arzneimittels ermöglichen. Das Ziel der Untersuchungen ist darzulegen. Es müssen die Ergebnisse sämtlicher ärztlicher und klinischer Versuche, also sowohl der günstigen wie der ungünstigen, vorgelegt und die positiven und negativen Kriterien für die Beurteilung der Ergebnisse erläutert werden. Die Untersuchungen sollen grundsätzlich an einer Krankenanstalt durchgeführt werden.

Die Versuchsergebnisse sind wie folgt zu gliedern:
  I. Angaben zur Klinischen Pharmakologie,
  II. Klinische und sonstige ärztliche Angaben.

I. Angaben zur Klinischen Pharmakologie

Es müssen Angaben über die Ergebnisse folgender Untersuchungen vorliegen:
1. Untersuchungen über die pharmakologischen Wirkungen;
2. Untersuchungen, die den pharmakodynamischen Mecha-

nismus nachweisen, der der therapeutischen Wirksamkeit zugrunde liegt;

3. Untersuchungen, aus denen hervorgeht, welchem Metabolismus das Arzneimittel unterliegt und die wichtigsten Befunde seiner Pharmakokinetik.

Soweit diese Angaben nicht möglich sind oder wenn sie aus anderen Gründen ganz oder teilweise fehlen, muß dieses begründet werden.

Werden bei den Untersuchungen unvorhergesehene Ergebnisse beobachtet, so müssen die pharmakologischen und toxikologischen Versuche am Tier entsprechend erweitert werden.

Ist das Arzneimittel zu einer längeren Anwendung bestimmt, so müssen Angaben über etwaige Veränderungen der pharmakologischen Wirkung bei wiederholter Anwendung gemacht werden.

Wird das Arzneimittel gewöhnlich in Verbindung mit anderen Arzneimitteln angewendet, so müssen Untersuchungen über die gleichzeitige Anwendung durchgeführt werden, um eventuelle Änderungen der pharmakologischen Wirkung festzustellen.

Alle Nebenwirkungen, die bei diesen Untersuchungen festgestellt werden, müssen besonders aufgeführt sein.

II. Klinische oder sonstige ärztliche Angaben

Die Angaben müssen den Namen, die Anschrift, die Hochschulqualifikation, die Krankenhausstellung und die Funktionen des Untersuchungsleiters enthalten. Für jeden Patienten sind folgende Angaben zu machen:

1. Angaben zur Identifizierung, z.B. die Nummer der Krankengeschichte;
2. Kriterien für seine Einbeziehung in die Untersuchungsgruppe;
3. Alter;
4. Geschlecht;
5. Anamnese;
6. Diagnose mit ätiologischer Begründung;
7. Indikationen für die Anwendung des Arzneimittels;
8. Dosierung, Häufigkeit und Art der Anwendung;
9. Vorsichtsmaßnahmen bei der Anwendung;
10. Dauer der Behandlung und der anschließenden Beobachtungszeit;

11. Angaben über die Arzneimittel, die vor oder während des Untersuchungszeitraumes angewendet wurden;
12. Besonderheiten in der Zusammensetzung der Nahrung während des Untersuchungszeitraumes;
13. alle klinischen Beobachtungen und die für die Beurteilung des Arzneimittels notwendigen Ergebnisse der ärztlichen und klinischen Untersuchungen, insbesondere der objektiven Wirksamkeitsprüfungen, z. B. Röntgenbefunde, Elektrokardiogramm, Elektronenenzephalogramm, Laboratoriumsbefunde, Funktionsprüfungen sowie die angewandten Methoden und deren Genauigkeit;
14. alle Nebenwirkungen und die nach deren Feststellung eingeleiteten Maßnahmen; dabei sind die Ursachen der Nebenwirkungen mit den gleichen Methoden zu untersuchen, wie sie zur Feststellung der therapeutischen Wirksamkeit angewendet werden;
15. Ort und Zeit der Behandlung;
16. Schlußfolgerungen.

Das Fehlen von Angaben muß eingehend begründet werden. Die Angaben über die einzelnen Patienten sind mit einer Zusammenfassung abzuschließen und in ihrer Gesamtheit zu bewerten. Dabei ist insbesondere näher einzugehen auf:
1. die Zahl der behandelten Patienten unter Angabe des Geschlechts;
2. die Auswahl und Zusammensetzung (z. B. Altersaufbau) der Untersuchungs- und Vergleichsgruppen;
3. die Zahl der Patienten, bei denen die Untersuchungen vor ihrer Beendigung unterbrochen wurden sowie Gründe hierfür;
4. die Frage, ob die Vergleichsgruppe
   – keiner gezielten Therapie unterworfen wurde,
   – ein Placebo erhalten hat,
   – ein Arzneimittel mit bekannter Wirksamkeit erhalten hat;
5. die Häufigkeit der Nebenwirkungen;
6. die statistische Beurteilung der Ergebnisse unter Berücksichtigung der Planung der Versuche und der Variabilität;
7. die Frage, ob sich in der Gruppe Personen befanden, die besondere Anfälligkeit zeigten oder deren physiologischer oder pathologischer Zustand zu berücksichtigen ist;
8. die Kriterien, auf Grund derer bestimmte Patienten von den Untersuchungen ausgeschlossen wurden.

Die Angaben haben eine Schlußfolgerung des Untersuchungsleiters zu enthalten, die folgende Fragen behandeln muß:
Unbedenklichkeit,
Verträglichkeit,
therapeutische Wirksamkeit und Angabe der Indikationen,
Gegenindikationen,
Nebenwirkungen,
Dosierung,
durchschnittliche Behandlungsdauer,
besondere Vorsichtsmaßnahmen bei der Anwendung,
klinische Anzeichen bei Überdosierung.
Der Untersuchungsleiter muß in jedem Fall seine Beobachtungen zu folgenden Punkten mitteilen:
Zeichen von psychischer oder physischer Abhängigkeit einschließlich des Auftretens von Abstinenzerscheinungen,
Toleranzentwicklung (Gewöhnung),
Wechselwirkungen mit gleichzeitig verabreichten anderen Arzneimitteln.
Kann der Antragsteller bei bestimmten Indikationen nachweisen, daß er über die therapeutische Wirksamkeit und die Unbedenklichkeit keine vollständigen Unterlagen vorlegen kann, weil
1. die Indikationen, für die das Arzneimittel bestimmt ist, so selten vorkommen, daß es dem Antragsteller nicht zugemutet werden kann, die Unterlagen zu beschaffen,
2. der Stand der Wissenschaft es nicht ermöglicht, die Unterlagen zu beschaffen, oder
3. die allgemein anerkannten Grundsätze des ärztlichen Berufsethos die Beschaffung verbieten,
so läßt sich gleichwohl die Eintragung in das Spezialitätenregister vertreten, wenn
1. sichergestellt ist, daß das Arzneimittel nur auf ärztliche oder zahnärztliche Verschreibung abgegeben werden darf,
2. dem Antragsteller die Auflage gemacht wird, auf einer Packungsbeilage zu vermerken, daß für die bestimmten namentlich bezeichneten Gebiete noch keine ausreichende Information über das Arzneimittel vorliegt; gegebenenfalls sollte auch die Auflage gemacht werden, daß das Arzneimittel nur an Krankenhäuser abzugeben ist.

Deklaration von Helsinki

Empfehlungen als Richtschnur für Ärzte bei der Durchführung klinischer Forschungen

(überholt durch die „Revidierte Deklaration von Helsinki", s. Anhang).

IV. Stichwortverzeichnis

(berücksichtigt nicht den Anhang)

Kohlhammer

Friedrich Wilhelm Ahnefeld
Reiner Dölp/Jürgen Kilian
Anästhesie
2. Nachdruck der
1. Auflage 1984
218 Seiten, 3 Abb., 8 Tab.
Kst. DM 22,–
ISBN 3-17-008837-8
Manual 1

Die namhafte Autorengruppe hat unter Mitarbeit weiterer anerkannter Fachwissenschaftler vor allem unter Berücksichtigung der täglichen Aufgaben des Anästhesisten dieses Manual entwickelt und erprobt. Gleichsam für die Kitteltasche des Arztes gedacht, ist das Werk systematischer Leitfaden, übersichtliches Nachschlagewerk und kritischer Ratgeber.

Friedrich Wilhelm Ahnefeld
Karl-Heinz Altemeyer
Thomas Fösel
Kinderanästhesie
1987. 260 Seiten mit
Abbildungen.
Kst. DM 26,–
ISBN 3-17-009414-9
Manual 5

Das Buch behandelt die verschiedenen Gesichtspunkte, die bei der Durchführung von Narkosen im Kindesalter zu beachten sind. Die Voraussetzung ist das Verständnis der physiologischen Besonderheiten; daher sind die für die Narkose relevanten Fakten im Eingangskapitel dargestellt. Im allgemeinen Teil befassen sich die Autoren mit den Narkosemedikamenten, der Intubation, den Narkosesystemen, der Überwachung der Kinder während der perioperativen Infusionstherapie und der Prämedikation.

Ihm folgen im speziellen Teil Kapitel über die Kinderanästhesie in verschiedenen Teildisziplinen der Medizin.

Karl-Ludwig Täschner
**Therapie der
Drogenabhängigkeit**
Ein Handbuch
1983. 278 Seiten
Geb. DM 65,–
ISBN 3-17-008136-5

„Lesenswert für jeden
Arzt!"
Deutsches Ärzteblatt

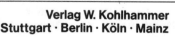

Verlag W. Kohlhammer
Stuttgart · Berlin · Köln · Mainz

Kohlhammer

Wilhelm Janke/
Petra Netter (Hrsg.)

**Angst
und Psychopharmaka**

unter Mitarbeit
von Dieter Vaitl
1986. 280 Seiten
mit 70 Abb. und Tab.
Kart. DM 98,–
ISBN 3-17-009057-7

Dieses Buch stellt Möglichkeiten und Grenzen der Beeinflussung von normalen und pathologischen Angstzuständen durch Pharmaka dar. Nach einer Einführung in die Somatopsychologie der Angst und einem Einführungskapitel über die Hauptergebnisse interdisziplinärer Angstforschung werden die wesentlichen Probleme, Ansätze und Ergebnisse der Angstbeeinflussung vor allem durch Betarezeptorenblocker und Benzodiazepine behandelt, die durch Einzeluntersuchungen zu spezifischen Wirkungsaspekten dieser Substanzen in weiteren Kapiteln ergänzt werden.

A. Sander/H. O. Scholl
Arzneimittelrecht
Kommentar für die juristische und pharmazeutische Praxis zum neuen Gesetz über den Verkehr mit Arzneimitteln (Arzneimittelgesetz)
Loseblattausgabe.
GW – 13. Lfg.
Stand: August 1986
2588 Seiten. DM 298,–
ISBN 3-17-009571-4

Gesamtwerk mit
Entscheidungssammlung
DM 368,–
ISBN 3-17-009572-2

Axel Sander
Arzneimittelrecht
Entscheidungssammlung zum Arzneimittelrecht einschießlich der Entscheidungen des EuGH
Loseblattausgabe.
GW – 4. Lfg. Stand:
Sept. 1986
694 Seiten. DM 138,–
ISBN 3-17-009628-1

Verlag W. Kohlhammer
Stuttgart · Berlin · Köln · Mainz